Die Weisheit des Körpers

Die Weisheit des Körpers

Phantasiereisen und Meditationen

Klaus W. Vopel

iskopress

ISBN 978-3-89403-138-1
1. Auflage 2008

Umschlag: Mathias Hütter, Schwäbisch Gmünd
Druck: Hans Kock, Bielefeld

Bibliografische Information der Deutschen Bibliothek
Die Deutsche Bibliothek verzeichnet diese Publikation in der Deutschen Nationalbibliografie; detaillierte bibliografische Daten sind im Internet über http://dnb.ddb.de abrufbar.

Inhalt

Vorwort

Die Imaginationen dieses Bandes können uns helfen, das Leben intensiv zu genießen, Stress abzubauen und unsere Gesundheit zu stabilisieren. Sie können im Rahmen einer Gruppe angewendet werden, aber auch privat. Wer privat damit arbeiten will, sollte den Text auf einen Tonträger sprechen oder einen guten Freund bitten, die Anleitung vorzulesen.

Wenn wir etwas für unsere Gesundheit tun möchten, dann beginnen wir am besten mit einer Selbsterforschung: Was beunruhigt mich in meinem Leben? Was macht es mir schwer, innere Ruhe und Frieden zu erleben? Was sollte ich in meinem Leben ändern? Schon diese Überlegungen eröffnen uns die Chance, die Selbstheilungskräfte unseres Körpers zu unterstützen. Der Körper leidet mit, wenn wir uns unglücklich fühlen oder deprimiert. Er atmet auf, wenn wir es uns wieder erlauben zu lieben und dann und wann auch Ärger auszudrücken. Beide Gefühle erzeugen Energie und regen uns an, aktiv zu werden.

Unsere Gefühle und unsere Lebenseinstellung beeinflussen die Chemie unseres Körpers und unser Immunsystem. Wenn wir lernen zu lieben und zu vergeben, wächst unsere Chance, gesund zu werden. Daher ist es so wichtig, dass wir uns klarmachen, mit welchen Überzeugungen und mit welcher Haltung wir durchs Leben gehen. Sich selbst und andere großzügig zu lieben ist nicht einfach. Es ist ein Programm, das Zeit braucht. Wir können einen ersten Schritt tun, indem wir unserem Körper mehr Beachtung schenken und allen Respekt, den dieser wunderbare Organismus verdient. Lange habe ich über den Titel für dieses Buch nachgedacht und mich dann für «Die Weisheit des Körpers» entschieden. Unser Körper ist viel intelligenter, als wir es uns träumen lassen. Das zeigt sich nicht zuletzt in seiner Fähigkeit, sich selbst zu heilen, Verletzungen, Infektionen und Vergiftungen zu überwinden.

Täglich muten wir unserem Körper Strapazen zu. Und oft überhören wir die leise Stimme, mit der er seine Wünsche und Warnungen an uns richtet. Unser Körper kann große Belastungen aushalten. Ständige Unruhe und chronischer Stress dagegen ermüden seine Selbstheilungskräfte. Eine toxische Umgebung kommt oft erschwerend hinzu. Dann kann das körpereigene Heilungssystem ins Stolpern geraten, was sich u. U. in funktionalen Störungen wie Allergien, Kopfschmerzen, Rückenschmerzen, Schlaflosigkeit, Angst, Magen- oder Darmstörungen, Depression, Asthma oder Bluthochdruck zeigt.

Für die Behandlung körperlicher Störungen benötigen wir oftmals Medikamente und die Unterstützung eines Arztes. Wir können jedoch zusätzlich das Selbstheilungssystem unseres Körpers stärken, indem wir dafür sorgen, dass wir häufiger zur Ruhe kommen, uns entspannen und auf diese Weise die Interaktion von Geist, Gefühl und Körper ermöglichen. Dafür können die hier vorgestellten Imaginationen außerordentlich hilfreich sein.

Einleitung

Institutionen, die sich mit Gesundheit und Krankheit, mit Stress und Heilung beschäftigen, sind umgeben von einer Aura der Angst. Wir wissen heute viel mehr über den Körper als frühere Generationen, dennoch scheinen Unsicherheit und Sorge um unsere Gesundheit größer denn je. Und häufig schränkt eine untergründige Angst unsere Selbstheilungskräfte erheblich ein. Folgende Faktoren tragen zu diesem Problem bei:

- Die persönlichen Befürchtungen, die jeder von uns hat, wenn er mit Schmerz, Krankheit, Behinderung und Sterben konfrontiert wird;
- die Furcht der Ärzte vor den eigenen Grenzen und Kunstfehlern;
- unsere Ambivalenz dem medizinischen Personal gegenüber, die daher rührt, dass wir oft nicht verstehen, was mit uns geschieht, und dass wir den Kontakt vielfach als brüchig erleben;
- die Angst, die sich aus einer langen Tradition der Körperfeindschaft speist;
- unsere Angst um das Wohl unserer Angehörigen und Freunde;
- die Angst vor Macht- und Kontrollverlust durch die Krankheit;
- die Angst vor dem Unbekannten etc.

Stress und Krankheit sind Zeichen, dass mit uns etwas nicht stimmt. Angst ist eine natürliche Reaktion darauf. Insofern kann unsere Angst ein Helfer sein, der uns darauf hinweist, dass wir etwas für unser Wohlbefinden und unsere Gesundheit tun müssen. Wenn wir die Angst ignorieren, kann das gefährlich sein. Andererseits belastet chronische Angst unser körpereigenes Heilungssystem. Wenig hilfreich ist es auch, wenn wir in einer Erkrankung eine Strafe des Schicksals sehen. Dadurch erschweren wir uns den Weg zur Heilung. Und wir müssen uns gleichfalls hüten, anderen Menschen die Schuld an unseren Symptomen zu geben. Solche aggressiven Erklärungsversuche verhindern, dass wir eine akzeptierende und liebevolle Einstellung zu uns selbst und zum Leben entwickeln. Ebenso sinnlos wäre es, wenn wir unserem Körper Vorwürfe machen wollten. Unser Körper spürt Groll und Ablehnung; beides schwächt sein Immunsystem.

Viele Untersuchungen deuten darauf hin, dass unser Körper in einem Gefühlsmilieu von Liebe und Vertrauen am besten heilen kann. Dies hängt mit unseren frühesten Kindheitserfahrungen zusammen.

Jeder von uns hat als Neugeborenes jenes Minimum an Geborgenheit, Wärme und Zuwendung genossen, ohne die wir nicht überlebt hätten. Stress, Krisen und Krankheiten bieten uns Gelegenheit, uns von alten, schädlichen Überzeugungen zu verabschieden. Wir können daran arbeiten, eine Lebensphilosophie zu entwickeln, die auf Liebe, Mitgefühl und Hilfsbereitschaft gegründet ist.

1. Eine optimistische Perspektive

Seit Beginn der Menschheitsgeschichte besaß unser Organismus die Fähigkeit zur Selbstheilung. Das war eine evolutionäre Notwendigkeit, denn lange Zeit musste der Mensch ohne Ärzte und medizinisches Wissen auskommen. Sein Überleben wurde einzig und allein durch die Weisheit des Körpers gesichert, d. h. durch die Existenz eines Selbstheilungssystems, mit dem der Körper Verletzungen und Krankheiten überwinden konnte. Die Fähigkeiten des körpereigenen Heilungssystems sind bis heute relativ wenig erforscht und voller Geheimnisse. Wir sollten uns von Zeit zu Zeit die grundlegenden Funktionen dieses Systems vergegenwärtigen:

- Heilung ist eine Fähigkeit allen Lebens, von Anfang an.
- Das Heilungssystem ist ununterbrochen aktiv und immer in Bereitschaft, im Alltag wie in Krisenzeiten.
- Das Heilungssystem hat eine feine diagnostische Fähigkeit; es kann Schäden im Körper erkennen.
- Das Heilungssystem kann beschädigte Strukturen ausschalten und durch neue ersetzen.
- Das Heilungssystem repariert nicht nur geschädigte Strukturen, es überwacht auch kontinuierlich die Funktion und Bildung normaler Strukturen.
- Heilung erfolgt spontan. Sie ist eine natürliche Tendenz unsere Gene.

In letzter Zeit hat die Medizin neuen Optimismus entwickelt, was die Selbstheilungskräfte des Körpers angeht. So wissen wir heute, dass die Leber verlorenes Gewebe regenerieren kann; dass die gefürchtete Arteriosklerose reversibel ist (wenn wir uns anders ernähren, bewegen und Stress und Gefühle konstruktiv behandeln); dass Gedanken und Gefühle die Struktur und Funktion unseres Gehirns verändern können; dass unser Gehirn sich in gewissem Umfang selbst reparieren kann.

Auch im Bereich der Psychologie finden optimistische Einschätzungen immer mehr Anhänger. Geist und Seele sind in der Lage, Schäden auszugleichen, die wir durch Verletzungen, Vernachlässigung und Verluste erlitten haben. Dies wird möglich, wenn wir

- Trauer zulassen. Trauer ist ein Heilungsprozess, bei dem wir Verluste akzeptieren und unseren Kummer ausdrücken. Das erlaubt es uns, ein neues seelisches Gleichgewicht zu erreichen;
- traumatische Erlebnisse akzeptieren. Dadurch können wir diese Schritt für Schritt integrieren und in Mitgefühl für uns selbst und andere umwandeln;
- erlittenes Unrecht vergeben. Das macht es uns möglich, Versöhnung zu erreichen.

Unser Organismus ist demnach mit einem Selbstheilungssystem ausgestattet, das auf zwei Ebenen aktiv wird: auf der Ebene der körperlichen Prozesse sowie auf der Ebene des Bewusstseins und der Gefühle. Wohin wir auch schauen, von der einzelnen Körperzelle bis hin zu unserem Geist, überall geschehen ständig Heilungsprozesse.

Bis heute wissen wir nicht, woher diese Impulse zur Heilung kommen. Und wir müssen mit der Tatsache leben, dass wir keinen Anspruch auf Genesung haben. Mancher wünscht sich mit aller Intensität eine Heilung. Doch immer wieder müssen wir erkennen, dass es nicht ausreicht, Heilung zu «wollen». Darum bleibt die Frage: Welche Rolle spielen Geist und Bewusstsein bei unserem Heilungsprozess? Vieles deutet darauf hin, dass der «Kampf» gegen eine Krankheit nicht die beste Strategie ist, um das Selbstheilungssystem zu aktivieren. Aus Befragungen geheilter Patienten geht hervor, dass viele von ihnen eine andere Einstellung hatten: Sie haben ihre Krankheit akzeptiert. Das bedeutet nicht, dass sie sich damit abgefunden und passiv unterworfen hätten. Gemeint ist vielmehr eine «objektive», neugierige und vorurteilslose Beschäftigung mit der Krankheit; Offenheit für die eigenen Gedanken und Gefühle und für die Empfindungen des Körpers; die Bereitschaft, die Kontrolle aufzugeben; der Wunsch, sich zu entwickeln und zu verändern, das eigene Leben in gewisser Weise umzukrempeln. Wir erkennen: Wenn ich mich ändere, dann kann sich auch die Krankheit verändern.

Manchmal wird eine Heilung möglich, wenn belastende Lebensumstände aufgehoben werden, sodass der Patient sich plötzlich befreit und wieder hoffnungsvoll fühlt. Das kann z. B. geschehen, wenn eine schlechte Ehe geschieden, Frieden mit einem zuvor gemiedenen Familienmitglied geschlossen oder ein unpassender Job aufgegeben wird. So kommt es immer wieder vor, dass sich chronischer Bluthochdruck von einem Tag zum anderen normalisiert, wenn sich der Patient z. B. von einem ungeliebten Partner trennt. Ähnlich spektakuläre Heilungen finden statt, wenn wir uns verlieben. Medizinisch unbehandelbare Autoimmunerkrankungen wie rheumatische Arthritis und Lupus, chronische Müdigkeit und Muskelschmerzen lösen sich sozusagen in der Glut der neuen Liebe auf.

Manchmal wird eine überraschende Heilung auch dadurch ausgelöst, dass der Kranke sich die Erlaubnis gibt, lange aufgestauten Ärger gegenüber Familienmitgliedern, Kollegen, Vorgesetzten oder gegenüber Ärzten und Krankenhäusern auszudrücken.

In diesem Zusammenhang dürfen wir auch die heilende Kraft von Helfern, Schamanen, Familienärzten, Priestern, Heiligen Orten (wie z. B. Lourdes oder Santiago de Compostela) nicht vergessen. Unser Glaube kann Berge versetzen. Überall dort, wo unser bewusster Wille versagt, weil er unser autonomes Nervensystem nicht erreicht, kann der Glaube ein Wunder bewirken.

Eine besondere Bedeutung kommt unserer Fähigkeit zu, uns körperlich und geistig zu entspannen. Menschen mit chronischen Gesundheitsproblemen haben eine bessere Aussicht auf Heilung, wenn sie ihr Leben und ihre Krankheit akzeptieren. Wenn wir auf diese Weise unsere defensive Haltung aufgeben, tritt eine tiefe innere Entspannung ein. Oft wird diese Entwicklung begleitet von einer spirituellen Erneuerung und der Öffnung für eine höhere Macht.

Eine solche Haltung entspricht nicht unserer kulturellen Norm. Die wenigsten von uns gehen mit einer akzeptierenden, nicht wertenden Haltung durchs Leben. Wir versuchen Menschen und Lebensumstände zu kontrollieren und unseren Willen durchzusetzen. Die Faszination östlicher Weisheiten liegt gerade darin, dass sie eine sanfte, liebevolle Einstellung zum Leben nahelegen. Und ein tiefes Vertrauen in die natürliche Weisheit des Körpers.

2. Liebe deinen Körper!

Warum werden wir krank? Wie werden wir gesund? – Sicher ist, dass unsere Lebensanschauungen und tiefsten Überzeugungen eine wichtige Rolle dabei spielen. Wie wir mit einer Krankheit umgehen, so gehen wir mit Stress und den Krisen des Lebens um. Eine konstruktive Lebensphilosophie ist dabei von wesentlicher Bedeutung. Sind Intuition, Mut, Mitgefühl, Humor, Glaube und Hoffnung wichtige Werte für uns? Jede Krankheit stellt uns auf die Probe. Dann steht unsere Fähigkeit auf dem Prüfstand, unseren Körper, unsere Persönlichkeit, unser Schicksal zu lieben sowie unsere Bereitschaft, für andere da zu sein und liebevolle Beziehungen zu unterhalten.

Dabei sollen wir durchaus auch die negativen Stimmen in uns hören und achten. Wir müssen sie jedoch nicht zur Grundlage unserer Handlungen machen.

Die heilsame Wirkung der geleiteten Imaginationen erleben wir nur dann, wenn wir unseren Körper lieben. Mein Körper ist das Haus, in dem ich lebe. Mein Körper ist mein Tempel. Alles an meinem Körper ist heilig. Jede Struktur und jede Funktion trägt zu meinem Überleben und Wohlbefinden bei. Wir tun also gut daran, unseren Körper in Gesundheit und Krankheit zu lieben. Alles an ihm ist schön und geheimnisvoll. Alles verdient Aufmerksamkeit und Dankbarkeit.

Wenn wir dauerhaft gesund leben wollen, dann ist es wichtig, uns von kulturellen Tabus, Vorurteilen und Schamgefühlen zu lösen. Jeder Körperteil, der von uns abgewertet wird, verliert Energie und wird dadurch anfälliger.

Der Körper nimmt unsere bewussten und unbewussten Überzeugungen ernst und stellt sich darauf ein. Ohne es zu bemerken, warten viele Menschen auf eine gesundheitliche Krise; sie gibt ihnen die Erlaubnis, lang fällige Veränderungen herbeizuführen. Wir können unserem Körper viel Leid ersparen, wenn wir uns rechtzeitig mit altem Kummer und unerledigten Problemen beschäftigen und auch auf unsere spirituellen Bedürfnisse achten.

Wenn wir den Sinn einer Krankheit verstehen wollen, müssen wir uns vor allzu einfachen Antworten hüten. Fast immer bleibt ein Geheimnis, das wir nicht aufklären können. Wir sollten daher die Krankheit als Aufforderung hinnehmen, eine unerwartete Seite im Buch des Lebens aufzuschlagen. Eines kann uns trösten: Auch unser Geist verfügt über ungeahnte Heilkräfte. Unsere Intuition kann uns helfen, Heilung oder zumindest Erleichterung bei gesundheitlichen Schwierigkeiten zu erlangen.

3. Sei in deinem Körper!

Wenn wir krank werden, neigen wir dazu, uns von unserem Körper zu distanzieren. Wir empfinden Schmerz und Unwohlsein, bekommen Angst, ziehen uns zurück und lassen unseren Körper im Stich. Das macht uns zu unzuverlässigen Hütern unseres ältesten Freundes! Dabei ist gerade unser Kranker Körper auf unsere Aufmerksamkeit angewiesen. Warum ist das so? Je mehr Aufmerksamkeit und Zuwendung unser Körper bekommt, desto leichter wird er wieder gesund. Wenn wir uns auf unsere physischen Schmerzen einstellen, werden sie leiser.

Liebevolle Aufmerksamkeit, bewusste Entspannung, Loslassen von Widerstand und Angst sind Strategien, mit denen wir dem Körper die Treue halten. Wenn wir, wie man es uns oft geraten hat, bei Schmerz oder Krankheit «die Zähne zusammenbeißen», überhören wir die Signale des Körpers. Denn wir können die Krankheit nicht «besiegen», wir müssen ihre Stimme hören: Der Schmerz, die Krankheit, der Körper – sie möchten mit uns sprechen.

Heilung erfordert Zusammenarbeit. Wir können von unserer Krankheit lernen. Unser Körper hält Antworten für uns bereit.

4. Wie Imaginationen dem Körper helfen können

Geleitete Imaginationen wirken ähnlich wie Tagträume. In beiden Fällen gebrauchen wir unsere Phantasie, hören auf unser inneres Erleben, tief entspannt, rezeptiv und offen für Veränderungen. Für viele Menschen ist die geleitete Imagination eine Art Meditation, die zu unmittelbar erlebbaren Veränderungen führt. Wir kennen geleitete Phantasien aus Romanen, Theaterstücken und Filmen. Auch unsere nächtlichen Träume sind nichts anderes als Reisen unserer Phantasie.

Geleitete Imaginationen bieten eine sanfte Therapie und sind hochwirksam. Was können wir damit erreichen? – Wir können Angst und Depression lindern; Bluthochdruck senken; Schnittwunden, Verbrennungen und Knochenbrüche schneller heilen lassen; das Immunsystem kurzfristig stärken; Schmerzen lindern; eine gestörte Motorik verbessern; Essstörungen reduzieren; unsere Fruchtbarkeit stärken. Das sind nur einige der nachgewiesenen Heilungserfolge.

Die Imagination spricht unser alltägliches, lineares Denken nur zum Teil an. Sie wendet sich vor allem an unsere Intuition und an unsere spirituelle Intelligenz. Sie hilft uns, Blockaden unserer Neugier,

Kreativität und Lebenslust aufzulösen. Stattdessen lockt sie unsere Vitalität hervor, unsere Kraft und unsere Selbstheilungsenergien. Mit unserer Imagination können wir an jede Stelle unseres Körpers gelangen, in jede Zelle, in jedes Organ; wir können Muskeln und Nervenbahnen erreichen, Knochen und Gelenke; wir können Neurotransmitter, Enzymbildung, Lymph- und Blutströme anregen.

Die Imaginationen spielen sich hauptsächlich in der rechten Hemisphäre unseres Gehirns ab. Unsere rationale, logische, regelorientierte Intelligenz hält sich dabei mit Kommentaren zurück. Stattdessen ist es unsere intuitive, spirituelle Intelligenz, die die Botschaft der Imagination direkt aufgreift. Das versetzt uns in die Lage, alte Ansichten zu überprüfen und neue Ideen zu entwickeln. Unsere spirituelle Intelligenz ist imstande, eine neue Sprache der Einsicht, des Optimismus und der Heilung zu lernen.

Geleitete Imaginationen sind besonders in Zeiten von Stress, Angst, Depression und Krankheit ein wertvolles Geschenk. Sie führen zu einer heilsamen inneren Entspannung und lassen Sorgen und Pessimismus in den Hintergrund treten. Dadurch können positive Botschaften und Bilder in unser Bewusstsein wie in unser Unbewusstes einströmen und dort Ruhe und Optimismus erzeugen. Im Laufe des Tages oder in unseren Träumen können wir dann auf diese hilfreichen Bilder zurückgreifen und uns daran orientieren, bewusst wie unbewusst.

Imagination wirkt schnell und ohne schädliche Nebeneffekte. Sie unterstützt die Selbstheilungssysteme von Körper und Seele. Die Imagination selbst bewirkt allerdings ebenso wenig die Heilung wie eine medizinische Therapie. Was die beste Behandlung bewirken kann, ist stets die Aktivierung der körpereigenen Heilkräfte.

Behandlungen kommen von außen, Heilung findet von innen statt. Und noch etwas: Gesundheit und Krankheit sind komplementäre Prozesse, die ineinander übergehen. Die Herausforderung besteht für uns darin, eine Krankheit als Gelegenheit zu persönlicher Transformation und zur Neuordnung unseres Lebensstils zu betrachten.

Heilung bedeutet nicht in allen Fällen das Ende der Krankheit oder den Sieg über den Tod. Heilung bedeutet im ursprünglichen Wortsinn «ganz» werden, es bedeutet die Wiederherstellung von Frieden und Balance. Glückliche Menschen sterben «geheilt», beruhigt und zufrieden, im Bewusstsein, dass ihr Leben vollendet ist.

Ein wichtiger Hinweis zum Schluss: Die Imaginationen sind wirkungslos, wenn wir sie mechanisch benutzen. Wir können unseren Körper nicht überlisten. Wenn es uns gelingt, mithilfe der Imaginationen und durch eine veränderte Lebensweise die Selbstheilungskräfte unseres Körpers anzuregen, dann ist das bemerkenswert. Erstaunlich sind auch Wunderheilungen und spontane Remissionen. Aber am wunderbarsten ist ohne Zweifel die alltägliche Arbeit unseres Körpers. Der Körper ist ein offenes System; wir sind umgeben von Bakterien, Viren und Umweltgiften. Wir erleben Stress, Verletzungen und Traumata. Wir bewegen uns zu wenig und ernähren uns nachlässig, und wir kommen zu selten zur Ruhe. Unsere Gelenke werden auf dem harten Beton der Städte strapaziert. Stress und Existenzängste verspannen unsere Muskeln und schränken Atmung und Blutzirkulation ein. Dass wir den nächsten Tag überhaupt erleben, scheint ein Wunder. All das ist Grund genug, die Weisheit und Wachsamkeit unseres körpereigenen Heilungssystems zu schätzen. Wir verdanken ihm unser Überleben. Und dies ist das entscheidende, tägliche Wunder.

Kapitel 1

GESUNDHEIT

Reflexion

Wie können wir am besten für unseren Körper sorgen? Darauf gibt es eine verhältnismäßig einfache Antwort: Wir können unseren Körper behandeln wie einen guten Freund. Häufig taucht unser Körper vor allem dann in unserem Bewusstsein auf, wenn es eine Störung gibt, wenn wir Schmerzen empfinden oder krank sind. Wenn wir unter Kopfschmerzen leiden, dann spüren wir unseren Kopf – das Pulsieren des Blutes, die Temperatur der Haut, die Spannung in den Blutgefäßen. Ohne Kopfschmerzen bemerken wir eher das Gehirn – unsere Pläne, unsere Analysen, unsere Wünsche. Wenn der Körper problemlos funktioniert, übersehen wir ihn leicht. Und wenn etwas schiefgelaufen ist, bemerken wir vor allem die Störung. Unser Bewusstsein konzentriert sich dabei auf den Schmerz, weniger auf die Stellen des Körpers, wo der Schmerz auftritt. Daraus können wir jedoch lernen. Wir können versuchen, unseren Körper auch dann wahrzunehmen, wenn alles okay ist. Wir können z. B. unseren Atem benutzen um unsere Körperspannung deutlicher zu spüren... Und wir können unsere Sensibilität ausdehnen, um alle unsere Sinne zu empfinden... Wir können bescheiden staunen, wie loyal der Körper für uns arbeitet, auch wenn wir ihn schlecht behandeln.

Immer wieder gerät unser Geist mit unserem Körper in Konflikt. Die traditionelle Lösung dieses Problems besteht darin, dass wir uns auf die Seite des Kopfes stellen und versuchen, den Körper zur Anpassung an unseren Willen zu zwingen. Aber diese Haltung führt zu immer neuen Schwierigkeiten. Der Körper verbindet uns mit der Natur, und seine Funktionsweise ist das Ergebnis einer langen Evolution. Er ist nur begrenzt anpassungsfähig. Wir tun gut daran, wenn wir auf ihn hören. Die Wurzeln des Körpers reichen in das Leben selbst, während unser Bewusstsein viel oberflächlicher funktioniert und darum scheinbar grenzenlos wandelbar ist.

Leider neigen wir dazu, unseren Körper auszubeuten und auszunutzen. Wir sind selten bereit, von unserem Körper zu lernen und ihn als Kunstwerk, Wunder oder Heiligtum zu betrachten. Aber genau darum geht es. Wir müssen alte Gewohnheiten aufgeben und für ein neues Gleichgewicht sorgen. Wir können uns entschließen, unseren Körper wie einen guten Freund zu behandeln, mit Respekt, mit Freundlichkeit, mit einer gewissen Zärtlichkeit. Gerade weil wir wissen, dass unser Körper vergänglich ist, sollten wir ihn wie einen Schatz behandeln, wie einen Tempel unserer Existenz. Wir können viel von ihm lernen. Die medizinische Forschung entdeckt ihn immer mehr, und unser analytisches Verständnis des Körpers wächst. Andererseits stellen wir fest: Je weiter wir in die feinen molekularen Strukturen des Körpers eindringen, desto größer wird unser Staunen und desto mehr neue Fragen entstehen. Dabei stehen zwei Fragen nicht erst seit heute im Mittelpunkt: Wie entsteht das Leben? Und – gibt es etwas, was den biologischen Tod überlebt?

Die Meditationen und Imaginationen dieses Kapitels sind keine Alternative zur modernen Medizin. Sie haben allerdings das Potenzial, die naturwissenschaftliche Medizin zu ergänzen, zu begleiten und patientenfreundlich zu machen. Die Quellen sind alte und moderne Heilungssysteme, deren Ziel es ist, Geist, Körper und Seele zu integrieren und eine lebendige Balance herbeizuführen. Sie helfen geistige und innere Einstellungen und Lebensstile zu verändern, eine aktive Rolle im Genesungsprozess zu spielen und die Ursachen von Stress und Krankheit besser zu verstehen.

1. Körperbewusstsein

Der Körper sendet ständig Signale aus. Leider hat unser Gehirn nicht gelernt, diese Botschaften zu verstehen. Darum müssen wir das nachholen und etwas entwickeln, was die Voraussetzung für einen gesunden Lebensstil ist: Körperbewusstsein.

Anleitung

Mach es dir auf deinem Stuhl bequem und schließ die Augen. Bemerke, welche Teile deines Körpers den Stuhl berühren bzw. den Fußboden unter dir. Spüre, wie dir diese Stellen Halt geben und wie dein Gewicht dort aufgefangen wird...

Bitte bemerke auch, wie du gerade atmest. Es ist nicht notwendig, dass du irgendetwas veränderst. Bemerke einfach, wie du atmest... wie die Luft in dich hereinströmt und wie sie hinausfließt... bemerke, welche Teile deines Körpers sich bewegen, wenn du atmest...

Nun werden wir uns nacheinander verschiedenen Teilen des Körpers zuwenden. Wir werden sie bei der Arbeit beobachten und vielleicht auch entdecken, wie sehr sie sich dabei anstrengen müssen und wie ihnen dabei zumute ist. Immer wenn du einatmest, dann nimm bitte Kontakt auf zu dem Körperteil, auf den du dich gerade konzentrierst. Versuche über diesen Teil deines Körpers möglichst viel herauszufinden. Wenn du ausatmest, kannst du dir vorstellen, dass du etwas von der Anspannung aus dir hinausfließen lässt...

Und nun beginne bitte mit deiner Stirn: Ist deine Stirn im Augenblick in Falten gelegt oder ist sie ganz glatt?... Und was machen deine Augenlider?... Sind sie sanft geschlossen oder bewegen sie sich unruhig?... Was tun deine Augäpfel?... Haben sie einen Ruhepunkt gefunden oder bewegen sie sich hin und her?... Siehst du irgendwelche imaginären Bilder?...

Geh mit deiner Aufmerksamkeit weiter zu deinen Wangen... fühlen sie sich entspannt an?... Wie geht es deinen Ohren?... Haben sie dieselbe Temperatur wie das Gesicht? Sind sie wärmer, sind sie kälter?...

Und wie fühlt sich deine Nase an?... Kannst du die feinen Härchen in deinen Nüstern spüren, wenn du ein- und ausatmest?... Und in welchem Zustand sind deine Lippen?... Sind sie feucht oder trocken... geschlossen oder leicht geöffnet?... Und deine Zunge... in welcher Position ist sie gerade?... Was berührt deine Zunge?... Geh weiter zu deinen Zähnen und spüre sie einzeln... Berühren sie einander?... Hast du den Eindruck, dass sie gut geputzt sind?...

Geh mit deiner Aufmerksamkeit weiter zu deinem Nacken... Spürst du irgendeine Anstrengung, dass du deinen Kopf halten musst?... Sitzt dein Kopf gut ausbalanciert auf deiner Wirbelsäule?... Kannst du die einzelnen Wirbel spüren zwischen deinem Schädel und deinem Steißbein?... Kannst du die Kurven in deiner Wirbelsäule spüren?... Bemerke die Muskeln, die mit deiner Wirbelsäule verbunden sind. Ist dein Rücken angespannt oder locker?... Geh mit deiner Aufmerksamkeit zu deinen Schultern. Sind sie leicht nach oben gezogen oder hängen sie locker nach unten?... Kannst du bemerken, in welcher Haltung deine Schulterblätter sind?... Sind sie glatt eingepasst in den Rücken oder stehen sie daraus hervor?... Kannst du deine Schultergelenke spüren?... Stell dir nun, ohne die Arme zu bewegen, vor, dass du deine Oberarmknochen in den Schultergelenken drehst... Geh weiter mit deinem Bewusstsein zu Oberarm und Ellenbogen. Hältst du die Arme gerade oder angewinkelt?... Wie fühlen sich deine Unterarme, Handgelenke und Hände an?... Kannst du dort irgendwelche Spannungen bemerken?...

Und nun geh mit deiner Aufmerksamkeit bitte zu einem der wichtigen Zentren deines Körpers, zu deinem Herzen. Bemerke den Rhythmus, in dem dein Herz schlägt... Kannst du ein Echo dieses Rhythmus' in anderen Teilen deines Körpers entdecken? Vielleicht in den Handgelenken, in deiner Halsschlagader, in deinen Schläfen, in den Fußgelenken?...

Geh nun mit deinem Bewusstsein wieder zu deinem Atem. Bemerke, wie die Luft durch deine Nase hereinströmt und durch deine Luftröhre in die Bronchien und weiter in beide Lungenflügel gelangt. Kannst du spüren, wie du die Lungen auf beiden Seiten füllst und wieder leer machst?...

Schluck jetzt etwas Speichel und spüre deine Speiseröhre. Spüre auch deinen Magen. Kannst du dort irgendwelche Bewegungen empfinden?... Wann hast du zum letzten Mal gegessen?... Kannst du schon so etwas wie Hunger entdecken?... Woran bemerkst du, dass du hungrig bist?... Folge deinem Verdauungssystem zu deinem Dünndarm. Kannst du dort irgendeine Bewegung spüren?... Geh mit deiner Aufmerksamkeit weiter zu deinem Dickdarm, der an deiner rechten Seite aufsteigt, dann deinen Bauch überquert und links wieder hinabsteigt... Kannst du dort irgendwelche Bewegungen feststellen?... Kannst du spüren, wie stark dieser Teil deines Verdauungstraktes gefüllt ist?...

Kannst du auch spüren, wie entspannt oder angespannt dein Schließmuskel zurzeit ist?... Beachtest du die Signale deines Bauches?... Bemerkst du einen Zusammenhang zwischen Stress und den Empfindungen in deinem Verdauungssystem?...

Geh noch einmal weiter zu deinen Nieren, hinten, auf beiden Seiten der Wirbelsäule. Kannst du die Leitungen spüren, die zu deiner Blase führen?... Kannst du die Blase selbst spüren und das Ausmaß ihrer Füllung?... Kannst du abschätzen, wann du wieder urinieren musst?...

Geh bitte mit deinem Bewusstsein weiter zu deinen Geschlechtsorganen. Wieweit kannst du die einzelnen Teile spüren?... Kannst du dort irgendwelche Signale feststellen?...

Und geh weiter mit deiner Aufmerksamkeit zu deinen Hüftgelenken. Stell dir vor, dass du deine Beine hebst und senkst, ohne sie tatsächlich zu bewegen... Stell dir auch vor, dass du deine Fußgelenke bewegst und deine Füße rotieren lässt – linksherum und rechtsherum...

Konzentriere deine Aufmerksamkeit nun auf deine Oberschenkel und deine Knie... Wie warm bist du dort? Bist du hier wärmer oder kälter als in anderen Teilen deiner Beine?... Kannst du deine Schienbeine spüren? Fühlst du dich dort locker?... Geh weiter zu deinen Fußgelenken und bewege deine Füße nach allen Seiten. Wie steht es um die Beweglichkeit deiner Füße?... Geh weiter mit deiner Aufmerksamkeit zu deinen Zehen. Kannst du sie einzeln spüren? Wie viel Bewegungsmöglichkeiten haben sie im Augenblick?...

Lass dir noch ein wenig Zeit, um zurückzugehen von deinen Füßen bis zu deinem Kopf. Vergleiche bitte beide Seiten deines Körpers. Kannst du irgendwelche Unterschiede im Körpergefühl feststellen?... Hast du den Eindruck, dass du deinen Körper dabei vollständig wahrnimmst, oder gibt es irgendwelche Lücken in deinem Körpergefühl?...

Du hast nun eine lange Reise durch deinen Körper gemacht. Wie kannst du dafür sorgen, dass dein Körper häufiger so viel Aufmerksamkeit von dir bekommt? Vielleicht möchtest du jetzt ein paar Worte zu deinem Körper sagen. Du kannst dabei auch deine Hände einsetzen und sie auf die Teile des Körpers legen, mit denen du sprechen möchtest. Sag deinem Körper, dass du ihm dankbar bist für alles, was er Tag und Nacht für dich tut... Versprich ihm, dass du ihn häufiger fragen willst, wie es ihm geht. (1-2 Minuten)

Vielleicht hast du dich etwas mit deinem Körper ausgesöhnt. Unterstreiche diese Tatsache, indem du noch einen wichtigen Satz sagst und dich dabei gleichzeitig an Körper und Geist wendest: «Das bin ich, von Kopf bis Fuß. Hier lebe ich. Ich wünsche mir Gesundheit und inneren Frieden.»

Komm nun mit deiner Aufmerksamkeit hierher zurück. Atme einmal tief aus und öffne in deinem Rhythmus die Augen. Sei wieder hier, erfrischt und wach.

2. Mit dem Körper sprechen

Die beste Gesundheitsprophylaxe besteht darin, dass wir unserem Körper genügend Gelegenheit zur Regeneration geben, d. h. genug Entspannung, genug Ruhe und Schlaf. Außerdem möchte unser Körper, dass wir eine persönliche Beziehung zu ihm kultivieren, d. h. dass wir immer wieder mit ihm sprechen.

In dieser Übung zeigen wir den Teilnehmern, wie das gehen kann, und wir machen ihnen einen Vorschlag, wie sie daraus eine lebenslange Gewohnheit machen können.

Anleitung

Wir können uns besser konzentrieren, wenn wir uns entspannt sind. Diese Übung zeigt, wie wir uns auf eine neue Weise wirksam entspannen können.

Du kannst diese sehr persönliche Entspannungsmethode jetzt gleich üben, aber du musst diese Übung an sieben Tagen wiederholen. Setz dich vor dem Einschlafen auf einen bequemen Stuhl und lösch das Licht. Mach es dir bequem, denn wenn wir uns entspannen wollen, müssen wir uns behaglich fühlen.

Nimm dann deinen Stuhl und geh mit ihm an eine Stelle im Raum, wo du dich geborgen fühlst... Mach es dir auf deinem Stuhl bequem und schließ die Augen. Rück ein wenig hin und her und gestatte dir, drei Mal tief zu seufzen.

Während du so behaglich auf deinem Stuhl sitzt, denk bitte ein paar Minuten über deinen Körper nach. Damit dein Körper gesund bleiben kann, ist es wichtig, dass du anfängst mit ihm zu sprechen. Wenn du das machst, wird alles andere verhältnismäßig einfach. Merke dir, dass du nie grob gegenüber deinem Körper sein sollst. Du kannst deinem Körper gut zureden, aber du darfst nicht aggressiv zu ihm sein. Alles wird leichter, wenn du in Übereinstimmung mit deinem Körper existierst. Dein Körper ist ein wunderbares Geschenk, und du lebst darin wie in einem kostbaren Tempel. Darum bist du auch für ihn verantwortlich. Und dazu gehört, dass du mit deinem Körper sprichst. Wenn du das zu Hause machst, sollst du in normaler Lautstärke sprechen. Hier in der Gruppe ist es besser, wenn du flüsterst. Jetzt, beim ersten Mal, gebe ich dir zehn Minuten, um mit deinem Körper zu sprechen. Zu Hause sollst du dir dafür doppelt so viel Zeit nehmen.

Denk nun bitte daran, wie sehr es sich lohnt, entspannt zu sein. Nur wenn der Körper entspannt ist, kann auch der Geist ausruhen oder kreativ sein. Darum mache jetzt eine Bestandsaufnahme und finde all die Plätze in deinem Körper, wo etwas Spannung ist, etwas Härte, etwas Unwohlsein... Berühre diese Stellen mit der Hand und empfinde gleichzeitig Verständnis und Mitgefühl. Leg deine Hand auf die Stellen, die noch angespannt oder unruhig sind. Und sprich dann zu deinem Körper: «Hallo Knie, bitte entspanne dich... Komm zur Ruhe. Ich möchte, dass es dir gut geht...» Bemerke bitte, dass sich in diesem Augenblick etwas verändert.

Spüre, während du auf diese Weise deinen ganzen Körper freundlich zur Entspannung einlädst, wie sich die Atmosphäre in dir und um dich herum verändert. Vielleicht wirst du diesen Zustand als Ruhe bezeichnen, vielleicht als Frieden, vielleicht als Glück; auf jeden Fall wirst du das Gefühl haben, dass etwas sehr Wichtiges geschieht, das dein Leben verbessern kann... (10 Minuten)

3. Umgang mit Schmerzen 1

Wir sind daran gewöhnt, auf seelische oder körperliche Schmerzen mit Anspannung zu reagieren. Am liebsten würden wir davor fliehen oder aggressiv reagieren. Da das nicht möglich ist, halten wir die Luft an und atmen ganz flach. Auf diese Weise hoffen wir, den Schmerz zu kontrollieren. Aber so verlängern wir unser Leid. Die bessere Strategie ist die Öffnung. Wenn wir unsere Muskulatur weich machen und uns gestatten, tief zu atmen, dann können sich die Gefühle leichter verändern. Der Schmerz kann sich wandeln und in vielen Fällen schwächer werden.

In dieser Imagination üben wir das Loslassen.

Anleitung

Mach es dir auf deinem Stuhl bequem und schließ die Augen. Gestatte dir, ein Mal tief zu seufzen, und bemerke, wie wohltuend das ist. Nun geh mit deiner Aufmerksamkeit in deinen Körper und spüre jene Stellen, die dein Gewicht halten – deine Oberschenkel und dein Gesäß... Spüre die Schwerkraft... Bemerke auch, wie sich beim Atmen deine Brust bewegt... Geh mit deiner Aufmerksamkeit weiter in deinen Bauch. Entspanne deine Bauchdecke, sodass du mehr Platz hast, in deinen Bauch zu atmen... Spüre, wie sich dein Bauch vorwölbt, wenn du einatmest... Bemerke, wie sich dein Bauch zurückzieht, wenn du wieder ausatmest... Lass deinen Atem ganz natürlich kommen und gehen, indem du vielleicht eine Hand auf deinen Bauch legst und sagst: «Bauch, du darfst jetzt weich sein; du musst jetzt niemandem etwas beweisen...»

Gestatte deinem Bauch, weich zu bleiben – beim Einatmen und beim Ausatmen. Vielleicht musste dein Bauch schon viele Schmerzen, Kummer und Angst aushalten, immer auf der Suche nach Schutz und Verteidigung. Habe Mitgefühl mit dir selbst für alle Unruhe, für alle Aufregungen in deinem Leben... Mitgefühl kann dir einen weichen Bauch schenken und die Möglichkeit tief und erfrischend zu atmen.

Bemerke, wie schon ein Gedanke deinen Bauch anspannen kann, sodass ein kleiner Panzer entsteht, eine Mauer, hinter der Kummer und Schmerz verborgen sind. Bemerke auch, dass du beim Ausatmen Platz machen kannst. Beim Ausatmen kannst du Kummer und Schmerzen aus dir hinausfließen lassen. Und in dem freien Raum wirst du ein

Gefühl der Freiheit bemerken... Ein weicher Bauch gibt dir viel Platz zum Atmen.

Und für dich selbst wirst du Mitgefühl und ein neues Verständnis entwickeln... Gestatte dir, mit jedem Atemzug deinen Kummer zu spüren... Lass beim Ausatmen deinen Schmerz aus dir hinausfließen und löse deine Panzerung, die Härte dir selbst gegenüber, das Misstrauen anderen gegenüber... Mit einem weichen Bauch kannst du Platz schaffen für Vertrauen zum Leben...

Wie viel Zweifel, wie viel Kummer, wie viel Resignation haben sich in deinem Bauch angesammelt. Wenn du jetzt loslässt, kannst du all das ausatmen – Schmerzen, Kummer, Zweifel, Misstrauen – alles kann hinausfließen und Platz machen für Verständnis und Zuversicht... Lass alle Härte aus dir hinausfließen und beobachte, wie leicht und natürlich die Luft dann in dich hineinströmt... Du hast dann sogar Platz für Schmerz und Kummer, weil du dich nicht hinter einer Wand verstecken musst...

Lass auch diese Worte durch dich hindurchströmen und halte sie nicht fest. Gestatte dann deinen Augen, sich langsam, ganz langsam zu öffnen. Und wenn deine Augen offen sind, dann bemerke bitte, zu welchem Zeitpunkt du deinen Bauch wieder anspannst. Wann bemerkst du, dass du das Fenster zu deinem Herzen wieder schließt und deine Zugbrücke erneut blockierst?... Und halte deine Augen weit geöffnet, bitte deinen Bauch, wieder weich und weit zu werden, damit du gut atmen kannst. Wenn du aufmerksam bist, wirst du beobachten, wie dein Atem deine Gefühle verändert. Ganz von allein kann aus Angst Ruhe werden und aus Aufregung Neugier. Du kannst den Kummer, der keinem von uns erspart bleibt, immer wieder verwandeln in Weite und Offenheit...

Komm nun mit deiner Aufmerksamkeit hierher zurück. Atme einmal tief aus und sei wieder hier, erfrischt und wach.

4. Umgang mit Schmerzen 2

Mithilfe der hier skizzierten Vorgehensweise gelingt es, Schmerzen abzuschwächen oder ganz aufzulösen. Instinktiv spannen wir die Muskulatur um eine schmerzende Stelle an, um uns vor weiterem Schaden zu bewahren. Unglücklicherweise verstärkt diese Anspannung das Schmerzerlebnis. Wenn wir es schaffen, die Spannung zu lösen, dann wird der Schmerz oft ganz wesentlich reduziert – ganz ohne Pille oder Spritze.

Anleitung

Mach es dir auf deinem Platz bequem und schließ die Augen. Gestatte dir, ein Mal tief zu seufzen. Lass deinen Atem ganz natürlich strömen – frei und tief... (1 Minute)

Nun richte deine Aufmerksamkeit auf dein Herz und seine Umgebung. Stell dir vor, dass du durch dein Herz einatmest und dabei deinem Atem eine warme und liebevolle Kraft verleihst... Wenn du ausatmest, dann stell dir vor, dass du deinen Atem dahin strömen lässt, wo du den Schmerz empfindest. Und wenn du im Augenblick keinen akuten Schmerz bemerkst, dann wähle eine Stelle im Körper aus, die müde oder erschöpft ist oder von der du weißt, dass sie Unterstützung gebrauchen kann. Lass die Wärme deines Atems dafür sorgen, dass die Muskulatur um Blutgefäße und Nervenbahnen herum locker wird, weich und geräumig...

Bitte versuche den Schmerz selbst nicht zu beeinflussen. Konzentriere dein Bewusstsein lediglich auf die Umgebung, und stell dir vor, dass du deinen Körper dort weich werden lässt und locker... mit jedem Atemzug ein wenig lockerer... Schick deinen warmen Atem so lange in dieses Gebiet, bis du das Gefühl hast, dass dein Körper dir sagt: «Ja, das ist genug...» (1 Minute)

Wenn dein Körper dort, um den Schmerz herum, weich und warm geworden ist, dann kannst du die Wärme bitten, auch in das Zentrum des Schmerzes zu strömen... Überlass die Schmerztherapie der Weisheit deines Körpers. Danke allen Beteiligten: deinem Herzen, deinem Atem und deiner Muskulatur...

Nimm dir nun noch ein wenig Zeit, um für deinen ganzen Körper zu sorgen... Stell dir vor, dass du beim Ausatmen die Wärme deines Herzens in deinem ganzen Körper verteilst, auch in Armen und Händen, Beinen und Füßen... Lass die Wärme auch nach oben wandern... in deine Schultern, in deinen Nacken und in deinen Kopf... Lass dir dabei Zeit und spüre alle die Körperteile, die du mit deinem Atem erwärmst... (3 Minuten)

Kehre nun mit deiner Aufmerksamkeit hierher zurück. Atme einmal tief aus und bring das Gefühl der Erleichterung mit. Öffne in deinem eigenen Rhythmus die Augen und sei wieder hier, erfrischt und wach.

5. Umgang mit Schmerzen 3

Wer voller Energie ist und von akuten Schmerzen heimgesucht wird, der findet hier eine originelle und wirksame Methode, den Schmerz zu lindern.

Anleitung

Diese Methode kannst du im Sitzen oder im Stehen anwenden. Beginne mit einem tiefen Seufzer und gib deinem Atem ein Signal, dass du in den kommenden Minuten Unterstützung brauchst... Und wenn du nun natürlich und entspannt weiteratmest, dann atme bitte durch die Nase ein und durch den Mund wieder aus... (1 Minute)

Hol ein Mal tief Luft und mach mit beiden Händen eine Faust. Während du die Luft anhältst, balle die Fäuste fester und fester. Spüre deine Anspannung, während du die Luft anhältst und die Fäuste zusammenpresst... Atme dann gründlich aus, wie ein Luftballon, aus dem die Luft zischend entweicht. Lass auch deine Hände locker und spüre, wie angenehm die Entspannung ist...

Atme ganz natürlich weiter... Nun stell dir bitte deinen Schmerz als eine zähe Flüssigkeit vor, die langsam fließt wie schwarzer Zuckerrübensirup oder wie heller Akazienhonig...

Hol nun wieder tief Luft, balle die Hände zu Fäusten und stell dir vor, dass du die zähe Flüssigkeit des Schmerzes in deine Arme und Beine hereinziehst. Dann halte bitte die Luft an und stell dir diese Flüssigkeit vor...

Atme einmal gründlich aus und entspanne deine Hände. Stell dir vor, dass die Flüssigkeit jetzt durch deine Arme nach unten in deine Hände fließt, und dass sie ebenso durch deine Beine nach unten in die Füße fließt... Kannst du das sehen?... Und nun sieh, dass die Flüssigkeit aus deinen Fingerspitzen hinausfließt und auch aus deinen Zehenspitzen... Du musst dir keine Sorgen machen, dass du den Fußboden schmutzig machst; deine Flüssigkeit hinterlässt keine Spuren...

Hol noch einmal tief Luft und wiederhole den ganzen Vorgang...

Dann atme ganz normal weiter. Zum Schluss kannst du noch die restlichen Schmerzen bzw. die Erinnerung daran loswerden. Schüttle kräftig deine Hände und stell dir vor, dass du die zähe, schmerzhafte Flüssigkeit von deinen Fingerspitzen wegschleuderst wie Wasser nach dem Händewaschen... Kannst du das sehen? Wie gefällt dir das?...

6. Umgang mit Schmerzen 4

Bewusstes Atmen ist eine sichere Methode, um Schmerzen zu reduzieren. Wir bleiben mit unserer Aufmerksamkeit in der Gegenwart und achten auf unseren Atem. Wir verzichten darauf, irgendetwas ändern zu wollen. Das bewirkt eine Menge.

Anleitung

Schmerz tut längst nicht so weh, wenn wir unsere Angst davor reduzieren, der Schmerz werde anhalten oder sogar stärker werden. Dasselbe gilt für die Aufregung darüber, dass uns dieses Missgeschick ereilt hat. Wenn wir uns die Zeit nehmen und ein paar Minuten unsere ganze Aufmerksamkeit auf unseren Atem konzentrieren, dann bleiben wir in der Gegenwart und blockieren alle Gedanken und Gefühle, die den Schmerz festhalten oder verstärken. Wir blenden Zukunft und Vergangenheit für eine Weile einfach aus.

Genau das kannst du jetzt ein paar Minuten lang tun... Konzentriere dich einfach mit offenen oder mit geschlossenen Augen auf deinen Atem. Und während du dich auf deinen Atem konzentrierst, wirst du bemerken, dass sich dein Körpergefühl verändert, ganz von allein... Bemerkst du, dass du dich zu entspannen beginnst?... Und welche Auswirkungen hat diese Entspannung auf deine Schmerzen?...

Wenn du bemerkst, dass deine Gedanken wandern, bring deine Aufmerksamkeit zurück zu deinem Atem...

Diese Methode der Schmerzeindämmung kommt ohne jedes Medikament aus. Du veränderst lediglich die Gefühlsmoleküle in deinem Blutstrom. Wir nennen diese Technik bewusstes Atmen. Sie gestattet es uns, uns völlig auf den Augenblick zu konzentrieren. Wenn du dich vollkommen auf die Gegenwart konzentrierst, treten Vergangenheit und Zukunft zurück. Du spürst nur, was du im Augenblick empfindest. Auf diese Weise sparst du die geistige und emotionale Energie, die du verbrauchst, wenn du dir über die Zukunft Sorgen machst oder Geschehenes bedauerst.

Wenn du dich auf den Augenblick konzentrierst, findet außerdem noch etwas sehr Wichtiges statt: Du hast das Gefühl, dass du mehr Kontrolle über deine mentale und emotionale Energie ausübst. Wende deshalb diese Methode immer an, wenn du dich aufregst oder in Panik zu geraten drohst. Du kannst Gedanken und Gefühle unterbrechen und deine Aufmerksamkeit auf etwas Neutrales oder sogar auf etwas Angenehmes umlenken, wie z. B. auf deinen Atem; oder du kannst innerlich etwas Interessantes oder Schönes betrachten. Mit solchen Kunstgriffen lässt du Schmerz und Unbehagen beiseite...

Jeder von uns kann lernen, sich ganz auf die Gegenwart zu konzentrieren. Du wirst dann negative, unproduktive und aufregende Gedanken immer leichter unterbrechen können. Dabei wirst du bemerken, dass deine Gedanken und Gefühle nicht die Wirklichkeit sind. Du erfindest deine Wirklichkeit selbst und kannst sie daher beeinflussen. Du kannst in hohem Maß bestimmen, wie du auf das reagieren willst, was innen und außen geschieht.

Wie fühlst du dich nach dieser Übung? Etwas kompetenter? Etwas unabhängiger? Etwas ausgeglichener?

7. An die Medizin glauben

Medikamente sind am wirkungsvollsten, wenn sie gerade neu entdeckt wurden, weil der Glaube des Patienten an ihre Kraft dann besonders groß ist. Zweifel kann die Wirkung von Medikamenten stark einschränken. Besser ist es, fest daran zu glauben. Diese Meditation wendet sich an akut Kranke, an chronisch Kranke und an Rekonvaleszenten, die auf Medikamente angewiesen sind.

Anleitung

Mach es dir bequem, im Sitzen oder im Liegen. Mach deinen Rücken ganz gerade und seufze ein Mal tief und erleichternd... Nimm nun den Behälter mit deiner Medizin in die Hand... Spüre das Gewicht... die besondere Form des Behälters...

Öffne den Behälter mit konzentrierter Aufmerksamkeit, ohne jede Eile, einfach mit Neugier. Und dann lass die vorgesehenen Pillen in deine Hand fallen oder die korrekte Anzahl der Tropfen in dein Wasserglas...

Betrachte das Medikament mit dem Gefühl der Dankbarkeit und sieh darin ein Medium der Heilung. Wenn du im Augenblick Scham oder Unzulänglichkeit empfindest, dann ist das nichts Ungewöhnliches. Lass diese Gedanken und Gefühle einfach durch dein Bewusstsein hindurchziehen und verschwinden, wie Wolken, die der Wind mit sich nimmt...

Wende dich nun an deinen Körper und bitte ihn, die heilende Kraft anzunehmen: «Nutze bitte dieses Medikament zu deiner Heilung. Du kennst das Geheimnis seiner Wirkung...»

Betrachte nun noch einmal deine Medizin. Spüre ihre Kraft, dir Besserung zu schenken. Stell dir vor, dass deine Medizin dir etwas zu sagen hat. Was hat sie zu sagen?

Betrachte immer noch deine Medizin. Erinnere dich an Zeiten, wo du deine Medikamente mit Skepsis und Zweifel betrachtet hast. Vielleicht bist du jetzt bereit, dieses Medikament mit Zuversicht und Hoffnung einzunehmen. Danke deinem Medikament dafür, was es dir Gutes tut und nimm es dann langsam und aufmerksam in den Mund. Spüre es auf deiner Zunge, und spüre auch, wie es sich anfühlt, wenn du es herunterschluckst. Bitte deinen Körper, das Medikament auf seinem Weg durch den Körper bis zum Magen sanft aufzunehmen.

Stell dir nun vor, dass das Medikament in deinem Magen liegt und um sich herum ein sanftes goldenes Licht ausstrahlt. Bitte deinen Körper, das Medikament dorthin zu bringen, wo es am nötigsten gebraucht wird. Unterstütze diesen Vorgang indem du dich öffnest. Empfange dein Medikament wie ein Geschenk. Erinnere dich an Situationen, in denen du beschenkt wurdest, in denen dir ein Lächeln zuflog, in denen dir eine Hand gereicht wurde, in denen du Worte der Ermutigung hörtest...

Nimm auch das Geschenk deines Medikaments an, nimm es in deinem Körper auf und lass es dahin wandern, wo es gebraucht wird...

Spüre deinen Wunsch nach Heilung; spüre dein Verlangen, dass Kummer und Leid ein Ende nehmen. Wünsche dir selbst und allen, die auf Heilung hoffen, Besserung und Mitgefühl... Überlass alles Weitere der Weisheit deines Körpers und geh mit deiner Aufmerksamkeit zu deinem lebendigen Atem... Stell dir vor, dass du dir bei jedem Einatmen etwas Sonnenlicht holst und daraus einen leuchtenden Ball aus warmem, goldenem Licht formst, der dich vollständig umgibt... das du einatmen kannst, um deine Lebenskraft zu stärken... Lass das goldene Licht überall hinströmen, lass es deinen ganzen Körper wärmen und locker machen und empfänglich für deine Heilung.

Komm nun mit deiner Aufmerksamkeit zurück. Atme einmal tief aus und wende dich dem zu, was gerade auf deiner Tagesordnung steht...

8. Besser einschlafen 1

Die folgende Phantasiereise kann uns einen tiefen und erfrischenden Schlaf schenken. Sie kann dafür sorgen, dass wir im Schlafen regelmäßig und tief atmen und positive Träume erleben.

Anleitung

Du kannst die Qualität deines Schlafs wesentlich verbessern. Wenn du dich zum Schlafen niedergelegt hast, dann gestatte dir zunächst eine kurze Entspannung, ehe du dich in der Phantasie auf eine Reise begibst... Finde eine Position, die wirklich bequem ist und dir ein Gefühl der Behaglichkeit vermittelt... Gestatte dir einen tiefen Seufzer und lass damit allen Stress des Tages von dir abfallen.

Stell dir nun bitte vor, dass du im Gebirge bist. Du hast den Schlüssel zu einer Skihütte bekommen, die zu deiner Verfügung steht... Es ist Mitternacht, Berge und Täler sind mit einer dicken Schneeschicht überzogen. Draußen heult der Wind mit der Stimme eines einsamen Wolfes, der sein Rudel ruft... Du sitzt vor einem offenen Feuer... Du spürst die Wärme auf deiner Haut, auf deinem Gesicht und auf deinen Händen... Sie erfüllt den kleinen Raum... Die Wärmestrahlen dringen durch deine Kleidung, sodass du auf deinen Beinen und an deinen Armen ein leichtes Kribbeln spürst...

Der Rauch riecht süß und harzig... Ab und zu reißt loderndes Holz mit lautem Knacken... An den Wänden siehst du Schatten tanzen... Das Feuer strahlt in leuchtendem Gelb-Orange. Alles sonst liegt im Dunkel eines violetten Schimmers...

Du entschließt dich aufzustehen. Du trittst ans Fenster, das von einer dünnen Eisschicht bedeckt ist. Du legst deine warmen Fingerspitzen auf das kalte Glas und spürst, wie die Eisschicht zu schmelzen beginnt...

Du schaust hinaus auf hohe Fichten, deren dunkelblaue Schatten den Schnee müde machen...

Um die Nachtluft zu spüren, öffnest du das Fenster. Du holst tief Luft und füllst deine Lunge mit dem Zauber der Nacht. Ein gutes Gefühl, langsam und tief zu atmen... Du schmeckst den bitteren Duft der Fichtennadeln... Du brichst einen kleinen Zweig ab... Du steckst einige Nadeln in den Mund... Deine Zähne fühlen sich stumpf an... Bitteres Fichtenaroma macht müde... Du schließt das Fenster... gehst zurück zum Feuer... Du legst dich auf ein großes Fell und schließt die Augen... Der Wind rüttelt an den Fensterläden, die alten Balken knarren, die Glut wird schwächer und schwächer... Du riechst den würzigen Rauch des Feuers, den herb-harzigen Geruch der Bretterwände und den hellen Duft der Lärchenholzmöbel... Du ziehst eine Decke über dich, um einzuschlafen... All die Geräusche und Düfte bleiben weit zurück, während du mit deinen Träumen nach innen reist, in das Land deiner geheimen Wünsche... Du genießt das Gefühl tiefer Entspannung... und öffnest dich jenen inneren Kräften, deinen persönlichen Träumen, die dich stärker machen... Tiefer und tiefer treibst du nach innen, im Vertrauen auf deine Begabungen und Talente, um die Dinge zu tun, die richtig sind für dich... die sich lohnen... um auf diejenigen Menschen zuzugehen, die auch dich schätzen... (2 Minuten)

In die Ruhe dieser Berghütte kannst du jederzeit zurückkehren, wenn du tief und erholsam schlafen möchtest...

Komm nun mit deiner Aufmerksamkeit hierher zurück. Öffne in deinem Rhythmus die Augen und sei wieder hier, erfrischt und wach.

9. Besser einschlafen 2

Manchmal stehen wir so sehr unter Stress, dass uns quälende Gedanken auch dann noch verfolgen, wenn wir sehr erschöpft sind. Die folgende Phantasiereise lenkt unser Gehirn mit beruhigenden Bildern ab, insbesondere durch die Vorstellung, dass wir von schützenden Kräften umgeben sind.

Anleitung

Bitte leg dich auf den Boden. Sorge dafür, dass du warm und weich liegst und dass die Beleuchtung im Raum zu einer stillen Atmosphäre beiträgt...

Schließ die Augen und atme einmal tief aus. Beobachte, wie dein Körper ganz von selbst einen gleichmäßigen Rhythmus für das Ein- und Ausatmen findet...

Und stell dir vor, dass du die warme Kraft deines Atems beim Einatmen überall dorthin schickst, wo du dich vielleicht angespannt fühlst, wo du Unwohlsein oder sogar Schmerzen entdeckst...

Beim Ausatmen kannst du dir vorstellen, dass du die Anspannung und Unruhe des Tages aus dir hinausfließen lässt, dass dein Körper immer mehr zur Ruhe kommt...

Wenn du ab und zu einen Gedanken entdeckst, der durch deinen Geist zieht, lass ihn los und stell dir vor, dass du auch ihn ausatmest, sodass in dir ein weiter, freier Raum entsteht...

Mach dasselbe auch mit Gefühlen, die du vielleicht empfindest... Nimm sie zur Kenntnis und lass sie dann los; atme sie aus, sodass sich dein Herz frei fühlen kann und ausgeglichen...

Vielleicht bemerkst du, dass dein Körper schwerer und schwerer wird... Spüre, wie das Gewicht von Armen und Beinen... von Kopf und Schultern... von Rücken und Füßen... sanft in den Boden sinkt und dort liebevoll gehalten wird...

Lass auch das Gewicht deines Kopfes sanft gehalten werden; lass alle Spannungen aus deiner Stirn und aus deinen Kiefermuskeln herausfließen, und bemerke, wie der Raum zwischen deinen Augenbrauen weiter wird, wie deine Augenlider schwerer und schwerer werden und dir Ruhe und Frieden schenken...

Bemerke immer mehr Lockerheit, überall in deinem Gesicht... um deinen Mund herum... in deinen Kiefermuskeln und um deine Ohren...

bis dein ganzes Gesicht Ruhe ausstrahlt und vielleicht auch ein kleines Lächeln...

Bemerke immer wieder das Steigen und Fallen deines Atems, der dafür sorgt, dass du dich weiter und weiter entspannen kannst...

Schicke deinen Atem ab und zu in deinen Nacken und in deine Schultern und spüre, wie sich eine angenehme Wärme in deinem Rücken ausbreitet und die Muskeln locker macht, die tagsüber so viel zu tun hatten und so wachsam sein mussten...

Schick nun deinen Atem auch in dein Herz, ganz sanft und leicht, sodass alle Sorgen von dir abfallen und du spürst, wie sehr du das Leben liebst...

Empfinde auch die Schwere deiner Arme, wie sie ganz langsam in den Boden einsinken und lass die Anspannung herausfließen aus allen Gelenken... Vielleicht strecken sich auch deine Finger ganz sanft zur Bestätigung, dass sie Frieden und Sicherheit erleben...

Schicke deinen Atem auch in deinen Bauch und spüre, wie sich deine Bauchdecke bei jedem Atemzyklus hebt und senkt, und wie dein warmer Atem auch deine inneren Organe auf dem Weg in die Nacht begleitet, damit sie ohne Stress dafür sorgen können, dass sich dein Körper regeneriert und neue Kräfte schöpft...

Überall in deinem Körper empfindest du angenehme Schwere, träumerische Lockerheit, süße Sicherheit... auf allen Ebenen deines Organismus, von außen nach innen... und von innen nach außen... und in jeder Zelle... als Dank für die Erlaubnis, auszuruhen...

Und vielleicht kommt es dir so vor, als wärst du umgeben von Schutzengeln und guten Geistern, die Wache halten und auf leisen Füßen herumgehen, unhörbar und zuverlässig, die sanft die Vorhänge schließen und dafür sorgen, dass du in einem Raum des Friedens und der Ruhe liegen kannst, ganz frei von Ablenkungen... Vielleicht lächeln diese guten Geister dir freundlich zu, so wie du es als Kind gern gehabt hast, mit einem liebevollen Ausdruck in den Augen, und vielleicht berühren sie dich auch sanft mit der Hand... Vielleicht decken sie dich zu und arrangieren alles um dich herum, sodass du dich gut behütet fühlst...

Mancher von uns ist vielleicht daran gewöhnt, dass er von treuen und geliebten Tieren beschützt wird, die seinen Schlaf bewachen und darauf achten, dass er vollständig in Sicherheit ist und in ihrer Obhut... Wenn du das möchtest, kannst du dir auch die Präsenz tierischer Freunde wünschen, die vielleicht im selben Takt atmen wie du selbst, und die ganz nah bei dir schlafen...

Vielleicht haben sich die Göttinnen des Schlafes um dich versammelt, um dir Schutz zu gewähren und heilende Träume...

Vielleicht wird dein Schlaf besonders süß durch schöne Erinnerungen, die dich begleiten, während du tiefer und tiefer in das Reich der Nacht hineinsinkst...

Deine Beschützer haben die Atmosphäre im Raum verändert, sodass du dich geborgen fühlst wie ein Kind auf dem Schoß der Mutter oder in einer sanft schaukelnden Wiege...

Und alle, die deinen Schlaf bewachen, haben Liebe mitgebracht, Fürsorge und Mitgefühl... und dazu noch alle Gebete und guten Wünsche, jedes Lächeln und jedes Dankeschön, jeden freundlichen Blick und jede liebevolle Geste, die dir jemals geschenkt wurden. All das umgibt dich, sodass du wie in einem Garten der Liebe ruhst...

Dein Körper weiß, dass er jetzt ausruhen und sich verjüngen darf... Du gestattest dir, tief nach innen zu gehen und dich daran zu erinnern, woher du einmal gekommen bist und wohin du irgendwann einmal gehen wirst...

Du weißt, dass dieser Ort immer für dich da ist, wenn du die Vorhänge schließt und das Licht löschst, wenn du dich deinem Atem überlässt und der Fürsorge deiner Schutzengel und deiner guten Geister...

Komm nun mit deiner Aufmerksamkeit hierher zurück. Reck und streck dich ein wenig und atme einmal tief aus. Öffne in deinem eigenen Rhythmus die Augen und sei wieder hier, erfrischt und wach.

10. Besser einschlafen 3

Mit dieser kurzen Meditation wenden wir uns an Menschen, die daran gewöhnt sind zu meditieren bzw. die sich selbst schnell in eine leichte Trance versetzen können. Aber auch für diese fortgeschrittenen Teilnehmer gilt das Prinzip der Wiederholung. Damit diese Imagination dazu beitragen kann, schnell und sicher einzuschlafen, muss die Prozedur über einen längeren Zeitraum eingeübt werden. Für Menschen, die an Höhenangst leiden, ist diese sehr schöne tibetische Meditation nicht geeignet.

Anleitung

Mach es dir im Sitzen oder im Liegen bequem und schließ die Augen. Gestatte dir drei tiefe Seufzer... Mit dem ersten Seufzer kannst du deinen Körper entspannen... mit dem zweiten Seufzer kannst du deinen Geist entspannen... und mit dem dritten Seufzer kannst du deine Seele entspannen... Überlass es dann der Weisheit deines Körpers, gleichmäßig und natürlich weiterzuatmen, sodass du vom Rhythmus deines Atems sanft geschaukelt wirst, wie ein Kind in der Wiege... (1 Minute)

Stell dir nun bitte vor, du bist auf einer Wanderung durch das Gebiet, in dem die höchsten Berge der Erde versammelt sind. Du hast einen weisen Mann besucht, der sehr alt geworden ist und als Einsiedler im Gebirge lebt. Du hast ihn wegen einer Frage konsultiert, die für dich sehr wichtig ist, und hast überraschende Hinweise erhalten. Außerdem hat der weise Einsiedler dir ein Rezept gegen Schlaflosigkeit geschenkt, das du auf deinem Rückweg ausprobieren willst...

Du wanderst durch eine einsame, gebirgige Region. Ein schmaler Weg führt zum nächsten Dorf, das du heute Nacht nicht mehr erreichen kannst. Die Dunkelheit ist hereingebrochen; der Mond ist hinter Wolken verborgen und du siehst keinen einzigen Stern. Es ist so dunkel, dass du kaum die Hand vor Augen sehen kannst. Du weißt, dass dies eine gefährliche Situation ist, und darum bist du vollständig konzentriert und wach. Jetzt kannst du dich am besten auf deine Ohren verlassen, und du hörst sehr viel mehr als üblich, jeden Windhauch...

Plötzlich spürst du, dass du am Rande eines Abgrundes stehst. Du möchtest ausloten, wie tief dieser Abgrund ist. Du wirfst einen Stein in die Tiefe und wartest auf das Echo. Du lauschst und lauschst und lauschst... aber der Stein kommt nirgendwo auf dem Grund an. Es bleibt vollständig still... Du legst dich auf den Boden und schläfst ein. Das Schweigen des Berges hüllt dich ein, wie ein schützender Kokon... (2 Minuten)

Komm nun mit deiner Aufmerksamkeit hierher zurück... Öffne in deinem eigenen Rhythmus die Augen und sei wieder hier, erfrischt und wach.

11. Heilung erwarten

Die Selbstheilungskräfte unseres Organismus sind darauf angewiesen, dass Geist, Seele und Herz ebenfalls den Wunsch haben, Heilung zu finden. Diese Meditation weckt und aktiviert unser Gesundungspotenzial.

Anleitung

Alles Leben hat dieselbe wunderbare Fähigkeit, Schäden zu heilen, Wunden zu schließen und Krankheiten zu überwinden. Jeder von uns hat schon erlebt, wie verwundete Tiere Heilung gefunden haben, wie beschädigte Pflanzen weitergewachsen sind und neue Triebe gebildet haben, und wie Menschen Unfälle und Verletzungen überstanden haben. Das Leben ist stark; es widersteht Angriffen und Beschädigungen; es gibt, wie bei einem Stafettenlauf, die Lebenskraft weiter an Kinder und Kindeskinder...

Auch du hast diese wunderbare Fähigkeit, auch du hast das Geheimnis heilender Energie in dir.

Mach es dir bitte bequem, im Sitzen oder Liegen, und schließ die Augen. Gestatte dir einen tiefen Seufzer. Dann geh mit deiner Aufmerksamkeit in dein inneres Zentrum, dorthin, wo die heilende Energie in dir entsteht. Geh zu der Quelle; sei dir bewusst, dass diese Kraft in deinem Inneren wohnt... Stell sie dir als helle, goldene Sonne vor, deren Strahlen du zu jedem Teil deines Körpers schicken kannst, in dem du Kraft und Heilung brauchst...

Entdecke deine eigene Vorstellung von der heilenden Energie. Finde die Stelle, an der sie entsteht, tief in deinem Inneren, und schicke sie dorthin, wo dein Organismus sie braucht...

Bemerke, dass Heilung und Genesung in dir schon begonnen haben. Du spürst, wie deine Lebenskraft an die Stellen strömt, wo sie gebraucht wird... Vielleicht bist du überrascht, welchen Körperteil du ausgewählt hast. Aber du weißt ja, dass dein Unbewusstes viel mehr weiß als deine Vernunft. Vielleicht kennt dein Unbewusstes noch andere Stellen in deinem Körper, die auf Heilung hoffen... Vertraue deiner Intuition!.

Benutze nun deine Phantasie, um in deinem Bewusstsein ein Bild von dem kranken Körperteil entstehen zu lassen, wie er sich fühlt und wie er sich bewegt...

Vielleicht ist dieses Bild ganz realistisch wie in einem Anatomiebuch, oder es ist plastisch oder symbolisch. Möglicherweise siehst du nichts, sondern hörst oder fühlst stattdessen etwas... Benutze alle deine Sinne, um dir den kranken Körperteil möglichst genau vorzustellen... (1 Minute)

Wenn du das getan hast, dann schiebe dieses Bild innerlich zur Seite und erschaffe dir eine andere Vorstellung, eine Vorstellung vom Prozess der Heilung, der Gesundung. Dieses Bild soll zeigen, wie dein ganzer Körper aussieht, wenn er wieder ganz gesund ist, wie er sich dann bewegt, was du wieder damit machen kannst... Gestatte dir alle wichtigen Details in der Phantasie zu erleben, erlebe alles, was für deine Heilung wichtig ist. Benutze die Sinne dazu, die dir am besten helfen können... (1 Minute)

Schiebe nun beide Vorstellungen übereinander und lass sie verschmelzen. Lass die Vorstellung von dem kranken Körperteil einfließen in das Bild von dem geheilten Körperteil. Vielleicht läuft das wie ein kurzer Film vor dir ab, vielleicht vollzieht sich die Verwandlung in Windeseile, wie durch Zauber; das spielt alles keine Rolle. Es ist völlig ausreichend, wenn du dir den Prozess der Heilung so vorstellst, wie du ihn dir wünschst... (1 Minute)

Dies kann wie Zauberei wirken, wie ein Wunschtraum. Du gibst deinem Unbewussten und deinem Körper die Botschaft:

- Ich kann wieder gesund werden.
- Ich bin schon auf dem Weg dazu.

Komm nun mit deiner Aufmerksamkeit hierher zurück. Atme einmal tief aus und reck und streck dich ein wenig. Öffne in deinem eigenen Rhythmus die Augen und sei wieder hier, erfrischt und wach.

12. In harten Zeiten überleben

Wer plötzlich ernsthaft erkrankt, der fragt sich nach kurzer Zeit: Wie soll ich mit meiner Krankheit fertig werden? Es gibt drei Grundsätze, die uns helfen, die Krise zu meistern, ohne kostbare Energie zu vergeuden.

Grundsatz 1: Ich akzeptiere die Situation. Das bedeutet: Ich weiß, dass ich ein Problem habe. Der Ausgang ist ungewiss. Niemand kann mir eine sichere Prognose stellen. Ich selbst muss Veränderungen in meinem Leben vornehmen.

Grundsatz 2: Ich ziehe mich zurück und konzentriere mich auf meine Gefühle und Gedanken.

Grundsatz 3: Ich sage mir: Nicht *mein* Wille geschehe! *Dein* Wille geschehe! Ich erkenne das Leid und die Gesetze des Lebens an. Das gibt mir Frieden und Energie.

Diese emotionale Haltung wird auch in der folgenden Meditation vermittelt.

Anleitung

Mach es dir bitte bequem, im Sitzen oder Liegen... Achte darauf, dass Kopf, Nacken und Wirbelsäule in einer geraden Linie sind... Und wann immer du den Wunsch hast, deine Körperhaltung zu ändern, kannst du das tun... Dies ist deine Zeit, die vollständig für dich zur Verfügung steht. Nichts soll dich beschäftigen, nichts hast du jetzt zu tun... Diese Ruhe ist für dich bestimmt...

Beginne auf deinen Atem zu achten. Bemerke jene kleine Pause zwischen Ausatmen und Einatmen; bemerke die Ruhe, die von dieser Pause ausgeht; bemerke den inneren Frieden... Und immer, wenn du dich abgelenkt fühlst durch unruhige Gedanken, durch ruhelose Gefühle, dann geh mit deiner Aufmerksamkeit in diese kleine Atempause, die dir hilft, dich mehr und mehr zu entspannen...

Begib dich nun in der Phantasie auf den Weg zu deinem eigenen Platz der Heilung, wo du vollständig sicher und ungestört bist... Ich kann natürlich nicht wissen, wo das ist und wie es dort aussieht... ob es diesen Platz tatsächlich gibt oder ob er ein Kind deiner Phantasie ist; ich weiß jedoch, dass dieser Platz dir gehört, dass wir unsere Phantasie haben, dass wir uns solche Plätze vorstellen können, mit all unseren Sinnen... Wir können uns vorstellen, wie es dort aussieht, was man dort hören kann, wie es dort duftet, wie sich die Dinge dort anfühlen... An diesem Platz der Heilung kannst du ausruhen...

Schau dich bitte um und bemerke jemanden, der ganz still an dich herangetreten ist, ein besonderer Heiler, ein kluger Arzt oder ein weiser Schamane... Jetzt seid ihr zu zweit... spüre die Präsenz dieser Person... vielleicht kannst du auch etwas Musik hören... Gesang oder Worte, die dir helfen, eine passende Einstellung zu deiner Krankheit zu finden...

Ich weiß nicht, wer dieser spezielle Helfer ist... Jemand aus deiner Vergangenheit oder aus deiner Zukunft, eine Gestalt des Glaubens oder ein weiser Vorfahr... auf jeden Fall erfahren... und nun hier bei dir, solange du ihn brauchst. Und du kannst diesen Beistand genießen, an deinem Platz der Heilung und der Genesung...

Dieser Helfer weiß, wie wichtig Nähe für unsere Heilung ist, und er ist bereit, dich freundlich zu berühren, mit Händen, die über unsichtbare Energie verfügen und die bereits anderen vor dir geholfen haben. Und mit jeder Berührung kannst du spüren, dass etwas geschieht, ein Kribbeln oder ein Gefühl der Wärme... oder wenn das besser ist, ein Empfinden von kühler Ruhe... Ein Gefühl der Veränderung wird spürbar an den Stellen, wo dein Körper Heilung braucht... Vielleicht müssen unerwünschte Körperzellen schnell und leicht entfernt werden, so schnell, wie es dein Körper jetzt aushalten kann; vielleicht muss ein Gewebe entfernt oder aufgelöst werden, um wieder Platz zu schaffen für die natürlichen Abläufe im Körper... Dein freundlicher Helfer schickt seine heilende Energie dorthin, wo sie ihr gutes Werk tun soll, und er weiß, worauf es ankommt und wie das zu geschehen hat. Vielleicht bist du erleichtert und dankbar, dass du jetzt Unterstützung findest, und du bist bereit, diese Hilfe anzunehmen... Und du öffnest dich für diesen Beistand und sagst innerlich: Ja... ja... ja...

Und auch an allen anderen Stellen des Körpers, wo eine Wiederherstellung notwendig ist, wo etwas zusammenwachsen soll, wo neue Zellen gebildet werden müssen, geschieht etwas, und du spürst eine Veränderung, einfach und leicht... Was zusammengehört, wächst zusammen; was getrennt werden soll, trennt sich, und dein Körper freut sich über diese natürliche Unterstützung...

Dein Helfer ist zugleich auch ein weiser Lehrer, der dein Immunsystem wieder in Stand setzt und ihm neue Möglichkeiten zeigt, indem er den Körper an alte und immer noch hilfreiche Funktionen erinnert... sodass deine Heilung weitergehen kann, weil dein Körper diesen Prozess durch sein geheimes Wissen unterstützt, indem er sich erinnert...

dazulernt... sich alles merkt... und bereit ist, auch auf die Stimme deiner Seele zu hören, die sich jetzt vielleicht mutiger zu äußern traut...

Dein Helfer ist bereit wiederzukommen, um seine Arbeit fortzusetzen. Danke ihm für seine Unterstützung.

Komm mit deiner Aufmerksamkeit langsam hierher zurück. Atme einmal tief aus, öffne in deinem eigenen Rhythmus die Augen und sei wieder hier, erfrischt und wach.

13. Angst und Vertrauen

Angst und Liebe vertragen sich nicht. Wer von Angst getrieben ist, handelt eher egoistisch, nicht liebevoll. Deshalb werden ängstliche Menschen selten als vertrauenswürdig empfunden. Wie aber können wir mutiger werden? Clarissa Pinkola Estes erzählt die Geschichte einer Heilung von der Angst durch Löwenmilch. Doch die ist nicht leicht zu bekommen!

Manchmal bewahrt uns unsere Angst vor wirklichen Gefahren. Neurotische Angst ist jedoch eine Geißel. Sie wirkt zerstörerisch auf Beziehungen und auf unsere Gesundheit.

Wenn wir krank werden, steigt unsere Angst an. Sie erschwert eine Heilung, weil sie u. a. die Produktion von Stresshormonen anregt. Darum ist für jede Genesung Glaube und Vertrauen in das Leben so wichtig. Und das Gefühl, geliebt zu werden: in der Familie, im Freundeskreis, von Gott.

In Heilungsmeditationen finden sich daher oft die folgenden beiden Motive: die Begegnung mit liebevollen Personen und heilendes Licht als Metapher für Vertrauen und Glauben. Beides kann Wunder bewirken. Jeder, der krank ist, weiß das intuitiv.

Anleitung

Mach es dir bequem, im Sitzen oder Liegen... Achte darauf, dass Kopf, Nacken und Wirbelsäule eine gerade Linie bilden... Und wann immer du den Wunsch hast, deine Körperhaltung zu ändern, kannst du das tun... Dies ist deine Zeit, die vollständig für dich ist. Nur dein Wohlergehen soll uns beschäftigen, nichts anderes gibt es jetzt zu tun...

Achte auf deinen Atem. Bemerke jene kleine Pause zwischen Ausatmen und Einatmen; bemerke die Ruhe, die von dieser Pause ausgeht; bemerke den inneren Frieden... Und immer, wenn du dich abgelenkt fühlst durch unruhige Gedanken, durch ruhelose Gefühle, dann geh mit deiner Aufmerksamkeit in diese kleine Atempause, die dir hilft, dich mehr und mehr zu entspannen...

Und nun kannst du dich in der Phantasie auf den Weg begeben zu deinem eigenen Platz der Heilung, wo du vollständig sicher und ungestört bist... Ich kann natürlich nicht wissen, wo das ist und wie es dort aussieht... ob es diesen Platz tatsächlich gibt oder ob er ein Kind deiner Phantasie ist; ich weiß jedoch, dass dieser Platz dir gehört und dass wir alle unsere Phantasie dafür haben, dass wir uns solche Plätze vorstellen können, mit all unseren Sinnen... Wir können uns vorstellen, wie es dort aussieht, was man dort hören kann, wie es dort riecht, wie sich die Dinge dort anfühlen...

Während du die Ruhe an diesem Ort deiner Heilung genießt, geschieht etwas Interessantes: Die Beleuchtung ändert sich, und du bemerkst ein besonderes Licht. Vielleicht erinnert es dich an das Licht der aufgehenden Sonne, das dir seit deiner Kindheit vertraut ist... Du spürst, dass dies ein heilendes Licht ist, das vielleicht von oben, vielleicht von der Seite kommt... Ich weiß nicht, welche Farbe oder welche Tönung dieses Licht hat, wie hell es ist, ob es konzentriert kommt oder eher diffus, ob es warm oder kühl ist. Du selbst weißt es am besten, und darüber hinaus kannst du dieses heilende Licht so einstellen, dass es für dich richtig ist, die richtige Farbe, die richtige Intensität... Und dieses heilende Licht weiß von allein, wie es seine Energie einsetzen muss, um dir gutzutun, um deinen Körper zu heilen, um Schmerzen zu lindern und Korrekturen zu ermöglichen...

Sanft und sicher wandert das heilende Licht durch deine Haut, an genau die Stellen, wo Hilfe gebraucht wird... Und es verrichtet seine Arbeit nur dort, wo etwas Neues entstehen soll, wo etwas getrennt werden muss, wo etwas zusammenwachsen soll... Und das Licht arbeitet so sorgsam und präzise... genau da, wo es gebraucht wird, sanft und nachhaltig... Es berührt deinen Körper, es bedeckt ihn, es wärmt ihn, es reinigt ihn – mit strahlender Hoffnung und neuer Energie und größerer Kraft... dein eigenes heilendes Licht, und das alles mit einer Geschwindigkeit, der dein Körper folgen kann, um Unerwünschtes verschwinden zu lassen, um neue Zellen zu bilden, um Getrenntes zusammenwachsen zu lassen. Vielleicht hast du sogar den Eindruck, dass in diesem heilenden Licht die Hand Gottes wirkt oder die Weisheit der Natur oder irgendeine höhere Macht, die dich liebt und die für dich sorgen will...

Das Licht badet deine gesunden Zellen in frischer Energie, damit sie noch vitaler werden und sich leicht und natürlich vermehren, und du kannst dieses Wachstum vielleicht jetzt schon spüren...

Zugleich erhält dein Immunsystem frischen Schwung, um deinen Körper zu schützen. Und das ist tröstlich, nicht wahr?

Vielleicht spürst du von Augenblick zu Augenblick, dass das heilende Licht deinen ganzen Körper stärker macht und ihm neue Lebenskraft gibt, Krisen zu überstehen und neu anzufangen, wie du es vom Anfang deines Lebens kennst... Akzeptiere das Licht als ein Geschenk, das deinem Körper Weisheit gibt und Klarheit, um die Baupläne des Leben neu zu verstehen und in Entwicklungsschritte umzusetzen... Sei dankbar für neues Vertrauen in jenes alte Geheimnis, das wir eine unglaubliche Kraft haben, auch Widriges zu nutzen. Manchmal wird unsere Gesundheit stärker, wenn wir unsere Krankheiten besiegt haben...

Gestatte deinem Licht, dass es jetzt langsam verblasst und sich verabschiedet. Bedanke dich und wisse, dass du es neu zu dir rufen kannst. Atme einmal tief aus und bring das Gefühl frischer Kraft hierher zurück. Öffne in deinem Rhythmus die Augen und sei wieder hier, erfrischt und wach.

14. Liebe, Heilung und Unsterblichkeit

Liebe hilft heilen. Sie lindert Schmerzen und Leid und oft gibt sie den Anstoß für physische Gesundung.

Aber Liebe ist nicht nur eine gute Medizin bei Herzerkrankungen, Allergien oder Krebsleiden. Liebe zeigt uns, wer wir sind. Sie zeigt uns, dass wir von Natur aus Gemeinschaftswesen sind, dass wir alle ein und dasselbe kollektive Bewusstsein teilen. Ja, wir dürfen sogar sagen: Die Liebe macht uns unsterblich.

Darum enthalten die Heilungsmeditationen immer wieder Bilder, Metaphern oder Anspielungen, die uns an die Liebe erinnern. Wir denken dann nicht nur an die Liebe zurück, die wir individuell erlebt haben. Wir spüren in der Liebe das große Wunder: Die Liebe versetzt Berge und sie ist es, die uns Unsterblichkeit geben kann.

Die folgende Meditation bringt Liebe und liebevolle Berührung ins Spiel. Auf diese Weise bekommen wir Trost und Hoffnung.

Anleitung

Mach es dir bitte bequem, im Sitzen oder Liegen... Achte darauf, dass Kopf, Nacken und Wirbelsäule eine gerade Linie bilden... Dies ist deine Zeit, nur für dich. Nichts soll dich beschäftigen, nichts hast du jetzt zu tun... Ruhe und Sicherheit wie in Abrahams Schoß...

Beginne auf deinen Atem zu achten. Bemerke jene kleine Pause zwischen Ausatmen und Einatmen; bemerke die Ruhe, die von dieser Pause ausgeht; bemerke den inneren Frieden... Und immer, wenn du dich abgelenkt fühlst durch unruhige Gedanken, durch ruhelose Gefühle, dann geh mit deiner Aufmerksamkeit in diese kleine Atempause, die dir hilft, dich mehr und mehr zu entspannen...

Begib dich in der Phantasie auf den Weg zu deinem eigenen Platz der Heilung, wo du vollständig sicher und ungestört bist... Ich kann natürlich nicht wissen, wo das ist und wie es dort aussieht... ob es diesen Platz tatsächlich gibt oder ob er ein Kind deiner Phantasie ist; ich weiß jedoch, dass dieser Platz dir gehört, dass wir unsere Phantasie haben, damit wir uns solche Plätze vorstellen können, mit all unseren Sinnen... Wir können uns vorstellen, wie es dort aussieht, was man dort hört, wie es dort riecht, wie sich die Dinge dort anfühlen... An diesem Platz der Heilung kannst du ausruhen und dich dem Leben anvertrauen...

An diesem besonderen Platz kannst du immer etwas Neues erleben. Diesmal kannst du dich daran erinnern, wie gut es für dich war, wenn du berührt wurdest, besonders dann, wenn du dich verletzt hattest, wenn du dich schwach fühltest oder krank warst. Kannst du dich daran erinnern, wie das für dich in deiner Kindheit war, wenn du nach einem Sturz liebevoll im Arm gehalten wurdest? Jeder weiß, dass er auf andere angewiesen ist... Jeder fühlt, dass die beste Medizin für Krankheiten und Probleme die Liebe ist. Manchmal hilft die Liebe, die wir anderen schenken genauso gut wie die Liebe, die wir selbst bekommen.

Geh nun in deiner Erinnerung zurück in die Zeiten deines Lebens, wo du gespürt hast, dass andere Menschen da waren, die sich Sorgen gemacht haben um dich, die dir ihre Liebe schenkten, die dir eine helfende Hand reichten... Solche heilenden Hände kannst du dir herbeiwünschen... Zwei Hände, die langsam näher kommen... Vielleicht ist es auch nur eine Hand, das weißt nur du, und nur du kannst wissen, wem diese Hände gehören – vielleicht jemandem aus deiner Kindheit, vielleicht einer spirituellen Person, vielleicht sind es die Hände eines Heiligen oder die Hände Gottes. Du kannst dir wünschen, wessen Hände das sein sollen...

Lass es kluge, starke, erfahrene, heilende Hände sein, sanft und weich, gleichzeitig stärker und mächtiger als alle Schmerzen und Störungen, die geheilt werden sollen...

Zunächst kannst du dir vorstellen, dass sich diese Hände ganz langsam und sanft über deinen Körper hinwegbewegen, vielleicht im Abstand von ein oder zwei Zentimetern, sodass die Hände spüren können, wo heilende Energie benötigt wird... (1 Minute)

Gestatte diesen Händen, dich an den Stellen sanft zu berühren, wo sich dein Körper nach heilender Energie sehnt... Lass die Hände heilende Gefühle und heilende Kraft durch deine Haut hindurchschicken, an jene Stellen in deinem Körper, wo du darum ringst, wieder gesund zu werden... Wir alle haben Anteil an dem unendlichen Tuch positiver Energie, das die Erde umgibt, nährreich, einfach, stark... Lass die Hände Wegweiser sein zu deinem Körper... damit der Körper in der Lage ist, wieder zusammenzufügen, was zusammengehört, damit er sehnlich erhoffte Zellen neu bilden kann oder sich von jenen Zellen und Gewebeteilen trennen kann, die Blockaden und Störungen verursachen...

Lass dich überall dort berühren, wo eine heilende Berührung hilfreich ist. Gestatte dieser heilenden Energie ihr gutes Werk zu tun, zu reinigen, zu reparieren, anzuregen und zu stärken, und vertraue darauf, dass die Kraft dieser Berührung weiter anhält, heute, morgen und übermorgen. Dieser Kontakt führt dazu, dass Geist, Seele und Körper von Geber und Empfänger verschmelzen, denn wer berührt, wird auch selbst berührt, und die Wirkung verdoppelt sich...

Aber du kannst dir auch wünschen, dass diese heilenden Hände dich erneut besuchen, und beende diese Heilung, indem du anderen Mitgefühl und Liebe sendest, Menschen, die einsam sind und leiden... Sende ihnen Segen und Frieden...

Und nun atme einmal tief aus und kehre hierher zurück. Öffne in deinem Rhythmus die Augen und sei wieder hier, erfrischt und wach.

Kapitel 2

REZEPTE GEGEN STRESS

Reflexion

Eine gewisse Dosis Stress gibt unserem Leben Intensität und Würde. Wir brauchen Herausforderungen und Belastungen, physisch, psychisch und intellektuell, weil wir nur dann unsere Stärken entwickeln können. In der langen Zeitspanne, in der die Evolution unseren Organismus entwickelt hat, war das Leben immer geprägt von Schwierigkeiten, von Knappheit, von Entbehrung. Und die Menschen machten die Erfahrung, dass sie von der Natur gut ausgerüstet waren: Sie hatten eine Chance zu überleben. Der Ablauf des Lebens hatte Rhythmen von Anspannung und Entspannung, sodass eine Regeneration der verbrauchten Kräfte immer wieder möglich war.

Heute sind die meisten Menschen in den westlichen Ländern keinen größeren körperlichen Belastungen mehr ausgesetzt, dafür ist der emotionale und intellektuelle Stress stärker und häufiger geworden. Infolge dieser Entwicklung erleben viele Menschen eine typische Krise, die unsere Vorfahren nicht kannten. Wir nennen diese Krise «Burnout» und bezeichnen damit eine Erschöpfung und tief gehende Störung der Regenerationsfähigkeit unseres Körpers.

Wenn wir also vital bleiben wollen, dann müssen wir verhindern, dass es zu einem «Ausbrennen» kommt. Wie können wir erkennen, dass unsere Stressampel gelb oder rot zeigt? Es gibt eine Reihe von Hinweisen, die unsere Aufmerksamkeit wecken sollten, die uns warnen sollten. Im Folgenden finden Sie einen praktischen Stresstest mit zehn Fragen. Wenn Sie davon drei oder mehr mit Ja beantworten müssen, dann ist das ein Hinweis darauf, dass Ihre Belastung stärker ist als Ihre Regenerationsmöglichkeiten bzw. dass Sie Gefahr laufen Ihre Substanz anzugreifen. Für solche Fälle sind die Phantasiereisen, Meditationen und Experimente dieses Kapitels gedacht. Sie können uns helfen, emotionalen und intellektuellen Stress zu reduzieren.

Zehn-Punkte-Stresstest:

1. Mache ich in letzter Zeit dumme Fehler, die mir früher nicht unterlaufen sind?
2. Leide ich an körperlichen Stresssymptomen (Kopfschmerzen, Rückenschmerzen, Magen- oder Darmstörungen)?
3. Reagiere ich ungeduldig? Werde ich schnell zornig oder aggressiv?
4. Fühle ich mich ständig müde und erschöpft?

5. Bin ich ärgerlich darüber, dass ich zu viel arbeite oder dass ich mehr tue als meiner Bezahlung entspricht?
6. Habe ich das Gefühl, zu viel Verantwortung zu tragen, jedenfalls im Verhältnis zu meinen Befugnissen?
7. Habe ich den Eindruck, dass andere zu wenig tun?
8. Reagiere ich häufig sarkastisch?
9. Drohe ich manchmal damit, aufzuhören und wegzugehen?
10. Lasse ich meinen Ärger an Gegenständen oder an Maschinen aus?

Chronischer Stress kann ein breites Spektrum an psychosomatischen Beschwerden begünstigen oder auslösen. (Hoher Blutdruck, Schlaflosigkeit, chronische Schmerzen, Nervenentzündungen, Arthritis, Inkontinenz, Allergien, Asthma, Hauterkrankungen, Diabetes, Durchfälle, Magengeschwüre und Tinnitus gehören zu den häufigsten Störungen.)

Toxischen Stress können wir jedoch schon an kleineren Symptomen erkennen – an verspannten Muskeln, Krämpfen, zuckender Gesichtsmuskulatur, trockenem Mund, kalten Händen, Schweißausbrüchen und Schlafstörungen. Diese leichteren Symptome sind Warnzeichen und eine Einladung an unser Bewusstsein, genauer nachzusehen und herauszufinden, worin die Belastung besteht und wie diese Last kurzfristig reduziert werden kann. Viele der Übungen in diesem Kapitel sind hilfreich für ein inneres Umschalten und für eine Entlastung des gesamten Organismus. Sie können dazu beitragen, toxischen Stress in produktive Herausforderungen umzuwandeln. Es liegt auf der Hand, dass wir durch eine Entlastung nicht nur uns selbst einen Gefallen erweisen. Wir werden auch für andere Menschen angenehmer und erfreulicher. Niemand genießt es sonderlich, mit gestressten Menschen zusammen zu sein. Ein Teil der Anspannung überträgt sich und führt zu einer automatischen Mitbelastung der anderen. Darum ist Stress-Prophylaxe auch gruppendynamisch wichtig. Jede Familie, jedes Team kann nur dann gut funktionieren, wenn alle Mitglieder frei sind von toxischem, d. h. von übermäßigem Stress.

1. Wurzeln und Flügel

«Wurzellosigkeit» ist ein Problem, an dem viele leiden. Man hat dabei das Gefühl, nicht wirklich sicher auf der Erde zu stehen. Die große Beliebtheit des Joggens erklärt sich u. a. auch dadurch, dass der Jogger automatisch intensiveren Kontakt zum Boden empfindet. Außerdem gibt die Bewegung das Gefühl von Energie und Kraft in den Beinen.

Hier schlagen wir eine kurze Körperübung vor, die uns helfen kann, dass wir uns geerdet und stabil fühlen.

Anleitung

Stell dich bequem auf den Boden und achte darauf, dass die Füße etwa schulterbreit voneinander entfernt sind. Beginne mit einem tiefen Seufzer und atme dann auf ganz natürliche Art weiter, in einem langsamen, stetigen Rhythmus. Stell dir dabei vor, dass du in diesem Fall die Füße zum Atmen benutzt. Stell dir vor, dass du die Luft durch die Fußsohlen in deinen Körper hereinströmen lässt und dass du beim Ausatmen die Luft ebenfalls durch die Fußsohlen nach außen strömen lässt...

Du kannst den Prozess des Atmens noch intensivieren. Stell dir vor, dass du beim Einatmen die Energie aus dem Inneren der Erde in dich hereinströmen lässt, die Energie des kosmischen Feuers, das seit der Geburt unserer Erde im Innern des Planeten pulsiert und uns von Zeit zu Zeit an seine Existenz erinnert: Du kannst dir vorstellen, dass du an diesem unermesslichen Vorrat an Energie teilhast, wenn du frische Energie einatmest... und wenn du alles Verbrauchte, Abgestandene, Überflüssige ausatmest und der Erde übergibst, damit sie es einschmilzt und erneuert...

Gestatte dir auf diese Weise, bewusst und tief zu atmen. Bemerke, wie du dich dabei von Atemzug zu Atemzug stärker und sicherer fühlst. Du kannst deine Ziele deutlicher wahrnehmen, deine Willenskraft wächst, und natürlich steigert sich auch deine Lebenslust... (2-3 Minuten)

Nun kannst du Folgendes tun: Stell die Füße schulterbreit auseinander und schließe diesmal bitte die Augen. Verlagere dein ganzes Gewicht zuerst auf den rechten Fuß, als ob du nur auf diesem Fuß stündest. Der linke Fuß soll ganz leicht sein und kein Gewicht tragen... (10 Sekunden)

Verlagere dann dein Gewicht auf den linken Fuß und lass den linken Fuß dein ganzes Gewicht tragen, sodass der rechte Fuß nichts zu tun hat. Er berührt nur leicht den Boden und hilft dir, das Gleichgewicht zu halten...

Mach das bitte fünf Mal: Verlagere dein Gewicht und spüre, wie deine Energie von einem Bein zum anderen wandert. (90 Sekunden)

Und nun belaste beide Füße gleichmäßig, sodass dein Gewicht in der Mitte gehalten wird. Lass beide Füße dein Gewicht gleichmäßig tragen und spüre, dass du dich jetzt standfest und sicher stehend fühlst, dass dich jetzt nichts so leicht umwirft... (1 Minute)

Bedank dich bei der Erde, bei der Schwerkraft, bei deinem Körper, dass dir all dies geschenkt wird...

2. Eine schützende Aura

Gerade wenn wir sensitiv sind, wünschen wir uns zusätzlichen Schutz. Hier können die Teilnehmer lernen, sich selbst eine schützende Aura zu geben. Sie fühlen sich dann stärker, sicherer, zuversichtlicher. Sie neigen weniger dazu, andere vorbeugend oder bestrafend anzugreifen. Ihre mentale Haut wird einfach etwas dicker.

Anleitung

Du kennst vermutlich die Sage von Siegfried, der in einem gewaltigen Zweikampf einen gefährlichen Drachen erschlug. Anschließend badete Siegfried im Blut des Drachen. Das Drachenblut gab ihm einen unsichtbaren Panzer, den kein Feind mit seiner Waffe durchdringen konnte.

Du kannst dich auf eine einfachere Weise schützen. Du musst dafür keinen Drachen töten, es genügt, dass du in eine leichte Trance gehst und dir durch Autosuggestion eine schützende Aura gibst.

Mach es dir bitte bequem, im Sitzen oder Liegen, rück etwas hin und her, bis du eine gute Lage findest... Achte darauf, dass Kopf, Nacken und Wirbelsäule eine Linie bilden... Wann immer du den Wunsch hast, deine Körperhaltung zu ändern, kannst du das tun... Dies ist deine Zeit, die vollständig für dich zur Verfügung steht. Nichts soll dich beschäftigen, nichts hast du jetzt zu tun... Diese Stille ist für dich bestimmt...

Beginne auf deinen Atem zu achten. Bemerke jene kleine Pause zwischen Ausatmen und Einatmen; bemerke die Ruhe, die von dieser Pause ausgeht; bemerke den inneren Frieden... Und immer, wenn du dich abgelenkt fühlst durch unruhige Gedanken, durch ruhelose Gefühle, dann geh mit deiner Aufmerksamkeit in diese kleine Atempause, die dir hilft, dich mehr und mehr zu entspannen...

Stell dir vor, dass du eine Schutzhülle um deinen Körper herum hast, bestimme selbst ihren Abstand. Sie kann dich überall umgeben, vorne und hinten, von Kopf bis Fuß. Sie wirkt wie ein Schutzschild, aber sie ist flexibel und federleicht. Du kannst dieser Schutzhülle irgendeine Farbe geben, du kannst sie aber auch transparent sein lassen. Alles soll so sein, dass du dich sicher und behütet fühlst.

Du kannst üben, dir diese schützende Aura herbeizuwünschen, sie schnell zu erzeugen und sie wieder aufzulösen. Denn wahrscheinlich wirst du nicht den Wunsch haben, ständig im Schutze dieser Aura zu leben.

Während du dir jetzt diese Aura vorstellst, kannst du testen, wie gut sie funktioniert. Lass in der Phantasie Menschen an dir vorbeigehen, deren Nähe dich irritieren könnte:

- Lass Menschen vorbeigehen, die chronisch angestrengt und aufgeregt sind.
- Lass Menschen vorbeigehen, die feindselig sind und mit ihren Bemerkungen, Blicken oder Gesten andere gern klein machen, demutigen oder verletzen.
- Lass Menschen vorbeigehen, die dich von deinen eigenen Zielen ablenken.

Du kannst auch mit anderen Gefährdungen experimentieren. Teste die beschützende Kraft deiner Aura... (1 Minute)

Die Aura kann ein hilfreicher Bestandteil deines Lebens werden. Wenn du das möchtest, dann verwende jeden Abend fünf Minuten darauf, diese Aura aufzubauen, um dann in ihrem Schutze einzuschlafen. Stell dir dabei vor, dass keine unerwünschten Gedanken oder Gefühle von außen deinen Schlaf stören sollen, keine unerwünschten Schwingungen von außen...

Und nun komm bitte mit deiner Aufmerksamkeit hierher zurück... Öffne in deinem eigenen Rhythmus die Augen und sei wieder hier, erfrischt und wach.

3. Rückwärts zählen

Wenn du den Wunsch hast, schnell zur Ruhe zu kommen, dann kannst du die folgende Methode anwenden.

Anleitung

Mach es dir auf deinem Stuhl bequem und schließ die Augen. Achte darauf, dass dein Rücken gerade ist und dass Kopf, Wirbelsäule und Becken eine Linie bilden. Gestatte dir ein dreimaliges tiefes Seufzen und sorge mit jedem Seufzer dafür, dass sich ein Aspekt deiner Existenz gründlich entspannen darf: dein Geist... dein Körper... deine Seele...

Mit dem dreimaligen Seufzen richtest du gleichzeitig die Bitte an deinen Körper, ruhig und stetig weiterzuatmen, sodass du mit jedem Atemzug mehr und mehr zur Ruhe kommen kannst...

Jetzt stell dir bitte eine Wandtafel vor, wie sie im Klassenzimmer benutzt wird. Alles, was du dort aufschreibst, kannst du im Handumdrehen wieder auswischen. Die Wandtafel ist ein wunderbares Symbol für deine Fähigkeit, immer wieder neu anzufangen und zu lernen...

Heute kann dir die Wandtafel helfen, eine besondere Entspannungstechnik zu lernen:

Stell dir zuerst die Ziffer 3 vor... Erblicke sie auf der Wandtafel, es spielt keine Rolle, wie diese Ziffer geschrieben ist, groß oder klein, mit weißer Kreide oder mit farbiger Kreide, ob sie in die Mitte oder am Rand der Tafel steht...

Bemerke dann, wie ein unsichtbarer Schwamm diese Ziffer auswischt, sodass die Wandtafel einen Augenblick wieder leer und schwarz ist...

Dann lass die Ziffer 3 noch einmal erscheinen. Betrachte sie... und bemerke, dass sie wieder ausgewischt wird.

Schließlich erblicke die Ziffer 3 noch ein drittes Mal und lass sie dann wieder verschwinden...

Diesen Rhythmus kannst du dir merken: Drei Mal erscheint die Ziffer, und drei Mal wird sie wieder ausgewischt...

Nun sieh die Ziffer 2 auf der Wandtafel... Sieh sie vor dir, klar und deutlich, und dann sieh, wie sie ausgewischt wird. Mach das nun noch zwei Mal. Betrachte die Ziffer in aller Ruhe und bemerke dann, wie sie vollständig gelöscht wird... (30 Sekunden)

Nun sieh bitte die Ziffer 1 und beobachte, wie die Ziffer 1 drei Mal erscheint und drei Mal ausgelöscht wird... (30 Sekunden)

Und nun lass die Ziffer 0 auf der Wandtafel erscheinen. Beobachte, wie sie drei Mal erscheint und drei Mal wieder ausgelöscht wird. Und wenn du die dritte 0 vor dir siehst, dann wirst du eine große Ruhe in dir spüren und ein tiefes Schweigen, das dir hilft, dich weitgehend zu regenerieren.

Vielleicht hast du den Eindruck, dass die Welt für einen Augenblick still steht... dass eeine gesamte Existenz sich plötzlich in Schweigen aufgelöst hat, in ein Schweigen, aus dem du erst wieder auftauchst, wenn der richtige Augenblick gekommen ist. Dein Unbewusstes wird dir diesen Augenblick zuverlässig zeigen.

4. Thron der Weisheit

In schwierigen Zeiten haben wir manchmal das Gefühl, in einer Sackgasse zu stecken. Uns fällt vielleicht keine weitere Lösung für ein Problem ein. Wir haben den Eindruck, dass die Quelle unserer Phantasie ausgetrocknet ist. Wir befürchten, dass wir uns selbst wiederholen und emotional und intellektuell auf der Stelle treten. Wenn wir eine solche Stagnation empfinden, können wir mit der folgenden Imagination das Fenster der Erkenntnis einen Spalt öffnen und uns überraschen lassen, welches Geschenk das Universum für uns bereithält.

Für diese Übung ist es wichtig, dass wir an die Kraft unseres eigenen Unbewussten glauben, und dass wir darauf vertrauen, dass das Universum freundlich ist und bereit, uns auf eine überraschende Weise zu unterstützen.

Anleitung

Wenn du diese Übung später privat durchführst, dann sorg bitte dafür, dass du mindestens zehn Minuten völlig ungestört bist.

Wenn du für dich allein meditierst, dann stell deinen Stuhl genau in die Mitte des Raumes; wenn du mit anderen gemeinsam meditierst, dann wähle für deinen Stuhl eine Position im Raum, wo du das Gefühl hast, frei atmen zu können und erreichbar zu sein für Inspirationen und Impulse.

Mach es dir auf deinem Stuhl bequem und schließ die Augen. Achte darauf, dass dein Rücken gerade ist und dass Kopf, Wirbelsäule und Becken eine Linie bilden... Sobald deine Augen geschlossen sind, seufze drei Mal tief. Verbinde mit jedem Seufzer die Vorstellung, dass du dich ganz leer machst und offen, dass du nicht nur die alte Atemluft und Gefühle der Ermüdung oder der Unsicherheit ausatmest, sondern auch all jene Gedanken und Überlegungen, die dich nicht weitergebracht haben, deine alten intellektuellen Rezepte und Routinen. Sie haben dir in der Vergangenheit gute Dienste geleistet, aber manchmal sind sie ein Hindernis auf dem Weg in die Zukunft...

Und wenn du anschließend weiteratmest, ruhig und stetig, dann kannst du damit die Vorstellung verbinden, dass du dich mehr und mehr entspannst und dass du mit zunehmender Entspannung auch offener und rezeptiver wirst...

Stell dir weiter vor, dass du nicht nur mit deinen beiden Ohren hörst, sondern dass du jetzt auch dein drittes Ohr öffnest, mit dem du empfänglich bist für besondere Einsichten und Weisheiten. Vielleicht hörst du die Stimmen deiner eigenen Gedanken und Gefühle, aber vielleicht auch ganz andere Stimmen. Das können die Stimmen der Menschen sein, die dich schätzen und lieben, aber du kannst auch die Stimmen von Weisheitslehrern hören, von Meistertherapeuten oder von Engeln, die genau wissen, was du jetzt erfahren musst... Ebenso ist es denkbar, dass du die Stimme des Universums hörst, die Stimme der Natur oder einer anderen höheren Macht.

Atme ruhig und stetig weiter, während du deine Ohren öffnest. Vielleicht beginnst du damit, dass du zunächst die alltäglichen Geräusche hörst, die an deine Ohren dringen... Dann kannst du langsam umschalten auf jene imaginären Stimmen, die dir helfen können, Weisheit und Verständnis zu entwickeln. Es ist dabei nicht wichtig, wie viele Hinweise du erhältst. Es ist auch okay, wenn du nicht jede Botschaft auf der Stelle verstehst. Du kannst später über alles in Ruhe nachdenken.

Ich werde eine Weile schweigen, damit du besser hören kannst... (3 Minuten)

Komm nun mit deiner Aufmerksamkeit hierher zurück. Reck und streck dich ein wenig und atme einmal tief aus. Bewahre alles in deinem Gedächtnis auf, was du nicht vergessen möchtest... Öffne in deinem eigenen Rhythmus die Augen und sei wieder hier, erfrischt und wach.

5. Die Stadt in den Mauern

Es folgt eine kompakte Meditation für Krisenzeiten und Notfälle.

Anleitung

Wenn du in Schwierigkeiten steckst, wenn du überraschend Krisen bestehen musst, wenn du dich belastet und hoffnungslos fühlst, kann dir diese Meditation helfen, wieder Optimismus zu entwickeln.

Mach es dir auf deinem Stuhl bequem und schließ die Augen. Sorge dafür, dass Kopf, Nacken und Wirbelsäule eine Linie bilden... Atme einmal tief aus und überlass es deinem Körper, einen natürlichen Atemrhythmus zu finden, der dich entspannt und dir Ruhe schenkt...

Stell dir vor, dass du in eine Stadt kommst, die ringsherum von Mauern umgeben ist. Du gehst durch eines der Stadttore und findest dich in einem Labyrinth von engen Straßen. Überall siehst du die Bewohner der Stadt, die ihren Geschäften nachgehen, die tätig sind, Waren aus- oder einladen oder eine Pause in einer der vielen Teestuben und Cafés machen... Betrachte Menschen und Geschäfte und gelange dann allmählich zu einem friedlichen, grünen Park, mitten in der geschäftigen Stadt. Nimm Platz auf einer Bank unter einem großen, alten Baum und ruh dich aus. Verzichte darauf, dir Vorwürfe oder Vorschriften zu machen... Erinnere dich daran, dass alle Schwierigkeiten vergehen und dass sie oft helfen, kreativ zu werden. Gestatte dir die Zuversicht, dass du deine Bestimmung schon zur rechten Zeit finden wirst...

Sieh, wie jemand auf dich zukommt, dessen Gesicht du nicht erkennst. Der Fremde bittet dich um eine milde Gabe. Gib ihm ein großzügiges Geschenk und fühle dich anschließend leicht und inspiriert. Setze deinen Weg fort... (1 Minute)

Komm jetzt mit deiner Aufmerksamkeit hierher zurück. Atme einmal tief aus. Reck und streck dich ein wenig und öffne in deinem eigenen Rhythmus die Augen. Sei wieder hier, erfrischt und wach.

6. Freiheit für die Tiere

Manchmal erleben wir einen Tag, der unsere Selbstbeherrschung aufs Äußerste strapaziert, an dem die Belastungen zahlreicher sind als gewöhnlich.

Dann empfiehlt sich diese Kurzmeditation, die es uns erlaubt, unsere innere Disziplin aufzugeben und die wilden Tiere unseres Geistes aus ihren Käfigen zu lassen.

Anleitung

In den meisten Phantasiereisen und Meditationen nehmen wir eine kontemplative Haltung ein. Wir versuchen, eine Harmonie herzustellen zwischen den verschiedenen Aspekten unserer Existenz – zwischen Denken und Fühlen, zwischen Körper und Seele, zwischen uns und unserem Nächsten...

Manchmal sind wir jedoch zu erschöpft, um eine mentale Harmonie herbeizuführen. Dann können wir uns ein paar Minuten Zeit nehmen, um uns an unserem inneren Chaos zu erfreuen. Nur nach außen bleiben wir ruhig...

Die Grundidee besteht darin, loszulassen und jede Anstrengung zu vermeiden. Du musst also nicht bequem sitzen, du musst nicht dafür sorgen, dass dein Rücken gerade ist und dass du ruhig und gleichmäßig atmest. Das Einzige, was du tun sollst, ist beobachten und dir die Frage stellen: «Was geschieht jetzt?»...

Du kannst während dieser kurzen Imagination sitzen, stehen oder herumgehen, ganz, wie du willst. Lass alle wilden Tiere aus ihren Käfigen heraus – Probleme, Ängste, Kummer, Befürchtungen, Ärger, Zorn, Gefühle und Gedanken jeglicher Art. Lehn dich innerlich zurück und widerstehe der Versuchung, dich um einzelne wilde Tiere zu kümmern, sie beruhigen oder wieder einfangen zu wollen...

Lass dir irgendeine Situation einfallen, die dich in ein inneres Chaos gestürzt hat... Vesetz dich noch einmal in diese Lage und lass dann deine wilden Tiere frei...

Alle paar Sekunden kannst du dich fragen: «Was geschieht jetzt?». Dann benenne einfach das, was du siehst, denkst oder empfindest. Versuche nicht zu ordnen, mach einfach eine Bestandsaufnahme. Wenn du willst, kannst du tatsächlich einen imaginären Zoo sehen, aber das ist nicht notwendig. Bemerke einfach die Kräfte, die in deinem Inneren toben, und gib ihnen Namen. Akzeptiere das zeitweilige Chaos... Gestatte dir ausdrücklich, eine Zeit lang hilflos zu sein. Und wenn du Lust hast, dann nenne diesen Zustand «therapeutische Hilflosigkeit»... Gestatte deinem inneren Zoo das freie Agieren und beschränke deinen Beitrag auf Beobachtung und Benennung. Mit der Zeit wird Ruhe einkehren. Achte darauf, dass alle inneren Regungen Gelegenheit haben sich zu zeigen. Hindere dein Ego daran, einzugreifen und sich mit einigen wilden Tieren intensiver zu beschäftigen. Damit würdest du die regenerative Kraft des Chaos stören...

Entscheide selbst, wann der richtige Zeitpunkt gekommen ist, um das Chaos abzuschließen. Stell dir dann die Frage: «Wie fühle ich mich jetzt?».

7. Vogel im Käfig

Angst gehört zu den besonders schwierigen Gefühlen, die wir gern ignorieren. Dabei ist gerade das nicht empfehlenswert. Am besten ist es, wenn wir lernen, mit unseren Ängsten zu leben. Wir müssen sie nicht lieben, aber wir können sie respektieren.

Anleitung

Mach es dir auf deinem Stuhl bequem und schließ die Augen. Achte darauf, dass dein Rücken gerade ist und dass Kopf, Nacken und Wirbelsäule eine Linie bilden. Atme einmal tief aus und deute damit an, dass du bereit bist, dich auch von festsitzenden Vorurteilen zu trennen. Eines unserer hartnäckigsten Vorurteile gilt dem Gefühl der Angst.

Wir sollen unsere Angst zur Kenntnis nehmen und hören, was sie uns zu sagen hat. Erst dann können wir sie auffordern, uns eine Zeit lang in Ruhe zu lassen. Wie das geht, kannst du in der folgenden Kurzmeditation ausprobieren.

Konzentriere dich auf irgendeine deiner Ängste. Es spielt keine Rolle, für welche Angst du dich entscheidest, und ob diese Angst im Augenblick in deinem Leben mehr im Vordergrund oder mehr im Hintergrund steht...

Begrüße deine Angst und bemerke ihre Gegenwart. Beobachte sie und verzichte darauf, dir selbst Vorwürfe zu machen, dass du diese Angst hast; verzichte auch darauf, dir Vorschriften zu machen, wie du mit dieser Angst umgehen solltest. Versuche einfach zu hören, was dir die Angst mitzuteilen hat... (1 Minute)

Stell dir nun vor, dass diese Angst als Vogel in einem Käfig oder in einer Voliere eingesperrt ist, und beobachte sie gründlich... (1 Minute)

Stell dir vor, wie du die Tür des Käfigs öffnest und den Vogel freilässt. Während du zuschaust, wie der Vogel wegfliegt, wirst du spüren, dass die Angst auch aus deinem Bewusstsein verschwindet...

Komm jetzt mit deiner Aufmerksamkeit hierher zurück, bring innere Ruhe mit und atme einmal tief aus. Reck und streck dich ein wenig, öffne in deinem eigenen Rhythmus die Augen. Sei wieder hier, erfrischt und wach.

8. Quelle der Angst

Es folgt eine weitere Kurzmeditation für unsere Ängste. Hier kombinieren wir Phantasie und Bewegung und erreichen dadurch eine spürbare Erleichterung.

Anleitung

Stell dich irgendwo im Raum hin, sodass um dich herum ein paar Schritte freier Platz ist. (Wenn du diese Imagination privat zu Hause durchführst, dann stell dich in die Mitte des Zimmers.)

Nun schließ die Augen und atme einmal tief aus. Atme ruhig und gleichmäßig weiter...

Stell dir vor, dass vor dir die Ursache für eine deiner tiefsten Ängste liegt. Lass dir einen Augenblick Zeit, um eine weise Wahl zu treffen. Wähle eine Angst, mit der du in Zukunft besser zurechtkommen möchtest...

Bemerke, wie du dich dabei fühlst... atme tief und gleichmäßig... verzichte darauf, das Gefühl der Angst zu bekämpfen oder es zu beurteilen...

Mach nun ganz langsam einen Schritt auf die Quelle deiner Angst zu... und noch einen Schritt... Bemerke wieder, was du empfindest, was du im Körper spürst... Und vielleicht kannst du riskieren, noch einen dritten Schritt zu tun, auf deine Angst zu... Mit jedem Schritt wirst du spüren, dass sich die Angst in etwas anderes verwandelt. Finde heraus, wie du dieses neue Gefühl oder diese neue Haltung nennen möchtest...

Du kannst dieses Experiment beliebig oft wiederholen und dabei bemerken, dass die Angst dich nicht daran hindern muss, in deinem Leben voranzugehen. Vielleicht hilft die Angst dir, etwas Neues zu entdecken und umsichtiger und sogar mutiger zu werden...

Kehre nun mit deiner Aufmerksamkeit zurück, atme einmal tief aus und öffne in deinem eigenen Rhythmus die Augen. Sei wieder hier, erfrischt und wach.

9. Der geheime Garten

Manchmal fühlen wir uns von vielen Aufgaben überwältigt; wir wissen nicht, wo wir unsere Prioritäten setzen sollen. In einer solchen Situation ist die folgende Phantasiereise eine gute Hilfe. Sie stärkt das Vertrauen in unser Potenzial und unsere angeborene Weisheit.

Anleitung

Mach es dir auf deinem Platz bequem und schließ die Augen. Sorge dafür, dass dein Rücken ganz gerade ist und dass Kopf, Nacken und Wirbelsäule eine Linie bilden. Atme einmal tief aus und atme dann gleichmäßig und gründlich weiter, sodass du dich bei jedem Atemzug ein kleines bisschen mehr entspannen kannst.

Stell dir vor, dass du auf einem großen Landgut spazieren gehst... Vor dir siehst du eine hohe Mauer aus Feldsteinen, die fast ganz von Efeu bedeckt ist... In der Mauer bemerkst du eine Tür aus Holz... Ohne nachzudenken, folgst du deiner Neugier; du drückst die Tür auf und gehst über die Schwelle... Du bemerkst, dass du in einem alten Garten stehst, der auf allen Seiten von Mauern geschützt ist...

Dieser Garten muss früher eine gepflegte Anlage gewesen sein, wo alles sehr gut wuchs und reiche Ernten eingebracht werden konnten. Lang schon hat sich niemand mehr um den Garten gekümmert... Alles ist gewuchert und ins Kraut geschossen; es gibt so viel Unkraut, dass du nur schwer erkennen kannst, wo Wege verlaufen und wo die Beete beginnen...

Du entschließt dich aufzuräumen und die alte Fruchtbarkeit des Gartens wiederherzustellen. Beobachte, wie du anfängst, Sträucher und Bäume zu beschneiden... Unkraut zu jäten... Gras zu mähen... zu düngen, zu pflanzen und zu bewässern... Beobachte, wie du alles tust, was getan werden muss, damit die Pflanzen wieder in Harmonie miteinander leben, blühen und Frucht tragen können...

Vielleicht hast du manchmal das Gefühl der Erschöpfung, vielleicht sogar der Mutlosigkeit. Dann mach eine Pause und betrachte den Garten. Sieh dir an, was du schon geschafft hast, und spüre die erneuerte Vitalität der Pflanzen und die neuen Möglichkeiten für die Tiere, die zu Besuch kommen... Vergleiche das alles mit den Teilen des Gartens, wo du noch nicht tätig geworden bist. Teile dir die Arbeit so ein, dass du eine wachsende Zufriedenheit spüren kannst... (1 Minute)

Komm nun bitte mit deiner Aufmerksamkeit hierher zurück. Reck und streck dich ein wenig und atme einmal tief aus. Öffne in deinem Rhythmus die Augen und sei wieder hier, erfrischt und wach.

10. Das Schiff

Mut macht es uns leichter, die Herausforderungen des Lebens anzunehmen, neue Wege zu gehen und ab und zu auch Tabus zu brechen. Die folgende Phantasiereise aktiviert die Seite in uns, die das Abenteuer liebt und bereit ist, Risiken einzugehen.

Anleitung

Mach es dir auf deinem Platz bequem und schließ die Augen. Sorge dafür, dass dein Rücken gerade ist und dass Kopf, Nacken und Wirbelsäule eine Linie bilden. Atme einmal tief aus und spüre die Kraft, die dir beim Atmen geschenkt wird.

Nun stell dir ein großes Segelschiff vor, das den Hafen verlässt. Der Wind füllt die Segel und treibt das Schiff auf das offene Meer. Höre, wie der Wind in den Wanten heult, höre die Masten knarren und höre das Knattern des Segeltuchs. Sieh, wie der Bug des Schiffes die Wellen teilt; beobachte, wie das Wasser hochspritzt und die hölzernen Planken benetzt... Beobachte die große Kraft des Windes, der das schwere Schiff vorantreibt, zu unbekannten Küsten und Häfen...

Nun stell dir vor, dass du selbst auf dem Schiff bist. Du stehst an dem hölzernen Steuerruder und hältst es fest in den Händen. Unter dir spürst du das feste Holz der Deckplanken, und mit elastischen Knien folgst du dem Rhythmus, in dem das Schiff von Seite zu Seite rollt... Du schaust nach vorn und achtest darauf, dass das Schiff auf Kurs bleibt. Du siehst, wie die Wellen im Sonnenlicht blinken... Weit vorn am Horizont verschmelzen Wasser und Himmel...

Wenn du einatmest, spürst du das Salz und den Duft von Seetang. Du hältst deine Stirn in den Wind. Das Holz des Steuerruders liegt sicher in deinen Händen, und du spürst die Präsenz all der Steuerleute, die dieses Schiff auf so vielen Reisen mutig geführt haben.

Manchmal korrigierst du den Kurs. Du bemerkst, dass das Schiff deinem Kommando folgt, wenn du das Steuer bewegst. Du hast die Macht, das Schiff in die Richtung zu steuern, die du ins Auge gefasst hast. Das Schiff gehorcht deinem Willen, ohne dass du dich dafür anstrengen musst. Es ist völlig ausreichend, dass du dir klar darüber bist, welchen Kurs du steuern willst... Bemerke, wie gut das Gefühl ist, den eigenen Willen und die eigene Entschlossenheit zu spüren. Bemerke deine Bereitschaft, auch den Wind zu respektieren. Du weißt, dass du nur dann gute Fahrt machen kannst, wenn der Wind kräftig bläst. Spüre Dankbarkeit für die Unterstützung durch das Element... Und wenn du deinen Blick über die unermessliche Wasserfläche gleiten lässt, dann sei dir bewusst, wie zerbrechlich das Schiff ist und wie klein du selbst bist...

Und nun verabschiede dich von diesem Bild. Komm mit deiner Aufmerksamkeit hierher zurück. Reck und streck dich ein wenig und atme einmal tief aus. Öffne in deinem Rhythmus die Augen und sei wieder hier, erfrischt und wach.

11. Der Leuchtturm

Wenn wir uns unsicher fühlen, einsam und verletzlich, dann können wir auf diese intensive Meditation zurückgreifen. Sie hilft uns, alle Aspekte des Lebens zur Kenntnis zu nehmen – Gefahr und Unsicherheit, aber auch Hoffnung und die Geschenke des Lebens. In dieser Phantasiereise üben wir die Kunst der Beobachtung. Diese Haltung macht es möglich, auch alles Schwierige zur Kenntnis zu nehmen, ohne mit Selbstvorwürfen zu reagieren.

«Der Leuchtturm» ist eine optimistische Metapher. Wir dürfen hoffen, auch in Krisenzeiten unseren Weg zu finden.

Anleitung

Mach es dir auf deinem Stuhl bequem und schließ die Augen. Achte darauf, dass dein Rücken ganz gerade ist und dass Kopf, Nacken und Wirbelsäule eine Linie bilden. Atme einmal tief aus und überlass es dann deinem Körper, in seinem natürlichen Rhythmus tief und ruhig weiterzuatmen...

Stell dir vor, dass es Nacht ist und dass du ein kleines Schiff durch einen Sturm steuern musst, der die Wellen auftürmt und dein Schiff erzittern lässt... Der Wind heult so laut, dass du dein eigenes Wort nicht mehr verstehen kannst... Der Regen peitscht dir ins Gesicht und du hast den Eindruck, dass dies der Beginn einer neuen Sintflut ist... Das Schiff rollt hin und her und taucht immer wieder tief in die Wellen. Um dich herum ist dunkle Nacht. Dichte Wolken lassen nur ab und zu das Licht des Mondes durchscheinen...

Alle deine Sinne sind offen und konzentriert: Du spürst, wie das Schiff auf dem Wasser tanzt... du hörst das Heulen des Windes... der Regen läuft dir in Strömen über das Gesicht... du kannst wenig sehen. Du spannst die Muskeln in deinen Armen an, um das Steuerrad festzuhalten und dafür zu sorgen, dass dein Schiff gegen den Wind fährt... Du bist beruhigt, denn du spürst mit den Füßen, wie zuverlässig und stetig die Maschine des Schiffes arbeitet. Du empfindest Dankbarkeit, dass du dich auf dieses alte Schiff so gut verlassen kannst...

In der Ferne vor dir kannst du nun einen Lichtstrahl erkennen, der aufscheint und wieder verlöscht. Du weißt, dass das Licht von einem Leuchtturm kommt, und du bist froh, dass dir dieser kräftige Lichtstrahl helfen wird, deinen Weg durch die Nacht zu finden. Du bist erleichtert, dass auch in dieser stürmischen Nacht der Scheinwerfer auf dem Turm verlässlich arbeitet. Jetzt weißt du, wie du dein Schiff steuern musst. Denke an all die anderen Schiffe, die ebenfalls mit dem Sturm kämpfen und die ihren Weg nur mithilfe des Leuchtfeuers finden können.

Atme nun wieder tief aus und konzentriere dich eine Weile auf den Leuchtturm... Sieh ihn vor dir auf seiner kleinen, felsigen Insel vor der Küste... Auf der höchsten Stelle der Insel erhebt sich der Turm, eine Konstruktion, die jedem Orkan standhält...

Stell dir nun vor, du selbst bist der Leuchtturm und dein Fuß ist fest im Felsen der Insel verankert... Deine Wände sind stabil und belastbar... wenn der Sturm über die Insel tobt und an dir rüttelt...

Oben hast du einen Kranz von Fenstern, durch die du deinen Lichtstrahl sicher und stetig auf das Meer hinausschicken kannst... bei Tag und bei Nacht... bei gutem Wetter und bei schlechtem... Unten im Turm gibt es eine Maschine, die immer dann anspringt, wenn die Stromversorgung unsicher ist. Auf diese Weise kannst du dafür sorgen, dass dein Licht zuverlässig strahlt und den Schiffen zeigt, welchen Kurs sie steuern müssen. Für alle Menschen an der Küste bist du ein Symbol der Zuverlässigkeit und der Sicherheit...

Atme noch einmal tief aus und spüre in deinem Körper das Zentrum eines inneren Lichtes, das ebenfalls verlässlich und stabil ist und das dich begleitet, wohin du auch gehst. Das innere Licht kann dir Wärme geben und Energie. Es kann dir helfen, deinen Weg zu finden und dafür zu sorgen, dass du immer genügend Wasser unter dem Kiel hast...

Komm nun mit deiner Aufmerksamkeit hierher zurück. Reck und streck dich ein wenig und öffne dann in deinem eigenen Rhythmus die Augen. Sei wieder hier, erfrischt und wach.

12. Nein!

Besonders in Krisenzeiten sollten wir ab und zu auch unsere negativen Gefühle und Urteile zulassen. Die folgende Meditation ist eine Weile völlig negativ. Sie gestattet uns, dass wir uns aufgeregt, deprimiert und antriebslos fühlen. Nach einer Weile verlassen wir die Negativität und schalten innerlich von einem «Nein» auf ein frisches «Ja» um.

Anleitung

Mach es dir auf deinem Platz bequem und schließ die Augen. Achte darauf, dass dein Rücken gerade ist. Seufze drei Mal und verbinde jeden Seufzer mit einem tief empfundenen «Nein!».

Gestatte dir, in den nächsten Minuten Protest und Skepsis auszudrücken, wie ein kleines Kind, dem es niemand recht machen kann. Betrachte dies als Möglichkeit, inneren Ballast, Verletzungen und Enttäuschungen abzuwerfen, um Platz zu schaffen für etwas Neues, Erfreuliches...

Und wenn du mit deinem Nein experimentierst, dann wirst du diese Ablehnung vermutlich an verschiedenen Stellen deines Körpers spüren.

Beginne mit den Menschen aus deiner Kindheitsfamilie. Lass die Personen vor dir auftauchen, von denen du dich vielleicht zu schwach abgegrenzt hast, die zu selten ein Nein von dir gehört haben, wenn sie etwas von dir wollten, wenn sie dir ihre Meinung aufgezwungen oder dich mit ihrer Kritik belastet haben. Ruf sie einzeln herbei und konfrontiere sie mit deinem Nein. Sag ihnen, was du nicht willst, was du nicht brauchst, was du nicht hören willst.

Widerstehe der Versuchung, dich in einen Dialog verwickeln zu lassen. Dies ist eine besondere Gelegenheit für dich, expressiv und negativ zu sein. Du kannst es nicht vermeiden, dabei zu übertreiben und auch ungerecht zu sein. Manchmal ist das jedoch in der Phantasie sehr gesund... (2 Minuten)

Und nun ruf in deiner Vorstellung Menschen herbei, die irgendwann auf irgendeine Weise deine Vorgesetzten waren, die befugt waren, dich zu lenken, dir Vorschriften zu machen. Benutze die Gelegenheit dich von ihnen abzugrenzen, und teile ihnen mit, was du an ihnen nicht magst, was dir auf die Nerven geht und was sie gefälligst lassen sollen... (2 Minuten)

Konzentriere dich jetzt auf Institutionen, Organisationen oder politische Parteien, mit denen du zu tun hattest oder hast, und verzichte auf alle diplomatische Rücksicht. Gestatte dir in der Phantasie alles zu benennen, was du zu kritisieren hast, was dich stört und was deiner Meinung nach schädlich ist. Vielleicht möchtest du diese besondere Chance nutzen, dein eigenes Urteil zu unterstreichen, dein Freiheitsbedürfnis, deinen Sinn für Gerechtigkeit und ethisches Verhalten... (3 Minuten)

Geh noch einmal weiter zu deinen Freunden und zu den Menschen, die du als gleichberechtigte Partner geliebt hast oder noch liebst. Wahrscheinlich hast du häufig darauf verzichtet, ihnen gegenüber ein inneres Nein laut und deutlich auszudrücken, um sie nicht zu verletzen. Jetzt hast du die Chance, etwas nachzuholen. Gestatte dir für eine Weile rücksichtslos zu sein, selbstsüchtig und schonungslos. Teile mit, was du ablehnst, was dir nicht gefällt, was dir zu viel ist. Genieße die Erleichterung, die dir diese Abgrenzung schenken kann... (3 Minuten)

Du hast noch einmal drei Minuten Zeit, um auf deine ganz persönliche Art negativ zu sein. Vielleicht bedeutet das für dich, dass du in eine depressive Stimmung gehst... dass du dich aufregst... dass du keinen Sinn in deinem Leben sehen kannst... oder dass du die Welt unfair findest... Gestatte dir für eine Weile, tief in eine sehr negative Gefühlslage einzutauchen... (3 Minuten)

Atme jetzt einmal tief aus und bereite dich darauf vor umzuschalten. Wenn du einatmest, stell dir vor, dass du all die verschiedenen Neins, die du empfunden hast, einatmest und sie in dir in strahlende Jas verwandelst. Wenn du ausatmest, dann atme Zustimmung aus, guten Willen und Freundlichkeit. Stell dir verschiedene Situationen vor, in denen du dich mit einem klaren und intensiven Ja ausdrücken möchtest... (2 Minuten)

Es kann nützlich sein, diese gemischte Meditation von Zeit zu Zeit anzuwenden. Lege einen zeitlichen Rahmen fest, in dem du es dir gestattest, tief in mentale Negativität einzutauchen, um anschließend umzuschalten auf ein frisches «gereinigtes Ja»...

Komm nun mit deiner Aufmerksamkeit hierher zurück. Reck und streck dich ein wenig und atme einmal tief aus. Öffne in deinem eigenen Rhythmus die Augen und sei wieder hier, erfrischt und wach.

13. Die Kraft des Ja

Manche Menschen neigen dazu, in Krisenzeiten oder angesichts von Schicksalsschlägen mögliche Veränderungen durch ein chronisches Nein zu blockieren. Sie verhindern damit, dass sich ihre Angst auflöst und verlängern dadurch die Krisensituation.

Die folgende Meditation ist eine Einladung, auch in Krisen eine offene und akzeptierende Haltung zu pflegen.

Anleitung

Mach es dir auf deinem Platz bequem und schließ die Augen. Mach deinen Rücken ganz gerade und atme ein paar Mal gründlich aus...

Lass dir nun eine aktuelle Situation einfallen, die schwierige Gefühle bei dir hervorruft, wie z.B. Zorn, Angst oder Kummer... Vielleicht fällt dir ein Konflikt mit deinem Partner ein... der Verlust eines geliebten Menschen... ein Machtkampf mit deinem Kind... eine chronische Erkrankung... eine aggressive Äußerung, die du jetzt bedauerst...

Stell dich ganz auf die starken Gefühle ein, die durch diese Erinnerung geweckt werden. Bemerke die Empfindungen in deinem Herzen und in deinem Körper.

Was an dieser Situation provoziert die stärksten Gefühle? Vielleicht siehst du vor deinem geistigen Auge eine ganz bestimmte Szene; vielleicht hörst du die Worte, die gesprochen wurden; vielleicht erkennst du eine Furcht in dir, wie sich diese Situation auf dein zukünftiges Leben auswirken könnte... Achte vor allem auf Gefühle in deinem Bauch... in deiner Brust... und in deiner Kehle...

Manchmal reagieren wir auf kritische Situationen mit Widerstand... Wir sagen einfach innerlich: «Nein!» Du kannst das deutlich erleben, wenn du jetzt noch einmal den Schmerz empfindest, der in dieser Situation entstanden ist. Antworte auf diesen Schmerz mit einem deutlichen Nein: Nein zu den Belastungen, die Angst, Ärger, Scham oder Kummer mit sich bringen... Sage Nein und schiebe weg, was du innerlich erlebst. Und während du Nein sagst, bemerke bitte, wie sich dein Widerstand im Körper anfühlt. Spürst du eine Enge oder einen Druck? Was geschieht mit dem schmerzlichen Gefühl, wenn du Nein sagst? Was geschieht in deinem Herzen?...

Wie würde dein Leben in den nächsten Stunden, in den nächsten Wochen und Monaten aussehen, wenn du mit Gedanken und Gefühlen, die Nein sagen, durch die Welt gingst?...

Schenk dir nun etwas Gelassenheit. Atme ein paar Mal tief aus und lass beim Ausatmen etwas von deiner Anspannung aus dir hinausfließen... Rück auf deinem Stuhl ein wenig hin und her... Nachdem du dich auf diese Weise gestärkt hast, wende dich bitte noch einmal der schmerzlichen Situation zu, auf die du dich vorher konzentriert hast. Erinnere dich an alles: an Bilder, Worte, Gedanken und Gefühle... Versuche jedoch diesmal, eine Haltung der Offenheit einzunehmen. Denke an Buddha oder an Christus, die beide bereit waren, ihr Schicksal hinzunehmen. Lass dich von ihnen inspirieren und probiere aus, wie es sich anfühlt, wenn du auf diese Situation mit Ja antwortest, immer wieder mit Ja... Lass deine Gefühle strömen. Lass sie berührt werden von deinem Ja. Vielleicht bleiben kleine Wellen des Nein zurück, weil der Schmerz oder der Ärger in dieser Situation so stark waren. – Das macht gar nichts. Lass auch diese ganz natürlichen Reaktionen von der Kraft der Verwandlung berührt werden, die in dem Ja liegt. Ja kann das bewirken, wovon die Alchimisten immer geträumt haben... Ja zu deinem Schmerz... Ja zu der Stimme in dir, die den Schmerz vertreiben will... Ja zu allen möglichen Gedanken und Gefühlen, Ja sogar zu deinem Protest... Bemerke, was geschieht, wenn du Ja sagst. Kannst du bemerken, dass dein Körper weicher wird, offener und beweglicher? Spürst du mehr Raum und Offenheit in deinem Geist?...

Und was geschieht mit deinen negativen Gefühlen, wenn du Ja sagst? Werden sie stärker? Werden sie durchlässiger? Was geschieht in deinem Herzen, wenn du Ja sagst? Kannst du dir vorstellen, wie dein Leben sein wird in den nächsten Stunden, Wochen und Monaten, wenn es dir gelingt, die unvermeidbaren Verluste und Belastungen des Lebens mit einem Ja zu begrüßen?

Lass dir noch etwas Zeit, dies alles in dir nachklingen zu lassen. Beobachte einfach, welche Gedanken und Gefühle sich melden, wenn du entspannt dasitzt und beobachtest, was in deinem Geist und in deinem Herzen geschieht. Vielleicht kannst du ein toleranter Beobachter für alle Vorgänge in deinem Herzen und in deinem Kopf sein. Vielleicht kannst du alle deine Empfindungen, Gedanken und Bilder mit einem leisen Ja begrüßen... (1 Minute)

Komm nun mit deiner Aufmerksamkeit wieder hierher zurück. Reck und streck dich ein wenig und atme einmal tief aus. Bring alles mit, was du nicht vergessen möchtest. Öffne dann in deinem eigenen Rhythmus die Augen und sei wieder hier, erfrischt und wach.

14. Sag einfach Ja!

Wir alle haben eine Tendenz, Nein zu sagen. Besonders in Krisenzeiten verstärkt sich diese Neigung ganz von selbst. Warum ist das so? Wenn ich Nein sage, dann habe ich das Gefühl, bedeutsam zu sein und Macht auszuüben. Viele Eltern stärken ihr eigenes Selbstbewusstsein, indem sie ihrem Kind Nein sagen. Nein ist eine Streicheleinheit für unser Ego, während unser Herz sich viel wohler fühlt, wenn es Ja sagen kann.

Im Grunde unseres Herzens sind die meisten von uns heimliche Nein-Sager. Wir haben Angst, dass wir durch den zu freizügigen Gebrauch des Ja unser Ego untergraben können. Das Ja ist jedoch eine Methode, die uns hilft, unser Selbst zu entdecken und auf unser Herz zu hören.

Anleitung

Mach es dir auf deinem Stuhl bequem und schließ die Augen. Atme ruhig und tief.

Versuche nun fünf Minuten lang alles, was dir durch den Kopf geht, zunächst mit einem Ja zu begrüßen. Du wirst bemerken, wie schwierig das ist, weil in unserem Denken das Nein oft automatisch an erster Stelle kommt. Du bist daran gewöhnt, dir selbstkritisch zu begegnen. Aber du kannst dieses Muster verändern. Versuche einfach, mit einem Ja anzufangen. Das bedeutet nicht, dass du auf den Gebrauch des Nein vollständig verzichten sollst. Es bedeutet lediglich, dass du zunächst mit Ja anfängst; und manchmal wirst du dann entdecken, dass du bei dem Ja bleiben kannst. In einigen Fällen wirst du jedoch umschalten und von deinem Nein Gebrauch machen. Wenn du auf diese Weise denkst, wirst du mit der Zeit toleranter und kreativer. Du wirst dich selbst weniger stark zensieren, und du wirst anderen mehr Respekt und Freundlichkeit erweisen. Warum solltest du solche Vorteile ausschlagen?

Und nun lass dir fünf Minuten Zeit, um alles, was kommt, zunächst mit Ja zu begrüßen.

15. Schwierigkeiten benennen

Gerade wenn wir schwierige und schmerzliche Gefühle erleben, kommt es leicht dazu, dass wir uns innerlich aufregen und unsere Schwierigkeiten dadurch noch verstärken. Dies ist eine Methode, die dazu beiträgt, die innere Aufregung abklingen zu lassen und einen Zustand emotionaler Besonnenheit herbeizuführen.

Anleitung

Mach es dir bitte auf deinem Stuhl bequem und schließ die Augen. Kopf, Nacken und Wirbelsäule sollen eine Linie bilden. Atme drei Mal tief aus und überlass es dann deinem Körper, in seinem natürlichen Rhythmus weiterzuatmen – stetig, gründlich und entspannend.

Überlege bitte einen Augenblick, ob es in deinem Leben im Augenblick irgendeine Situation gibt, die dich anstrengt, ein Thema, mit dem du zu kämpfen hast... Vielleicht möchtest du dich auf irgendeinen Konflikt konzentrieren... ein finanzielles Problem... Schwierigkeiten bei der Arbeit oder irgendetwas anderes, was dir Stress bereitet...

Jetzt frage dich bitte: Mit welchen Gefühlen reagiere ich auf diese Belastung?... Nimm eine vollkommen offene Haltung ein, damit du die Signale deines Körpers bemerken kannst. Achte besonders auf deine Kehle... deine Brust... deinen Bauch... Spürst du irgendwo Anspannung... Druck... Hitze...? Kannst du ein Wort finden, das dein Gefühl beschreibt: traurig... ruhelos... unsicher... ängstlich...? Du musst dich nicht besonders anstrengen, um in deinem inneren Gefühlslexikon das passende Wort zu finden... Bemerke einfach, welches Wort dir einfällt und wiederhole es dann, indem du es innerlich ein paar Mal leise aussprichst, in einem sanften, beruhigenden Ton... Es kann aber auch sein, dass du gemischte Gefühle erlebst, sodass du keine passende Bezeichnung findest für das, was in dir vorgeht. In diesem Falle reicht es aus, wenn du einfach eines der Gefühle benennst, das im Vordergrund steht...

Wenn du nach einem Namen für deine Emotionen suchst, dann geht es nicht darum, dass du dich psychologisch korrekt ausdrückst. Konzentriere dich einfach auf dein Empfinden und begrüße es freundlich, indem du ihm probeweise einen Namen gibst... (1 Minute)

Gerade unsere schwierigen Gefühle möchten, dass wir sie bemerken und beachten, und sie möchten mit einem passenden Namen angesprochen werden. Oft haben sie eine wichtige Botschaft für uns. Wenn du also einen Namen für dein Gefühl gefunden hast, dann kannst du behutsam fragen: Trifft das zu? Beschreibt dieses Wort, was ich in dieser Situation fühle?... Gibt es ein anderes Wort, das vielleicht doch besser passt?...

Du kannst diese Technik noch eine Weile fortsetzen, indem du deine Gefühle beobachtest und ihnen einen Namen gibst. Meist wirst du dabei feststellen, dass sich das Gefühl verändert und dass dein Körper dir andere und neue Signale sendet...

Die geduldige Beobachtung und Benennung deiner Gefühle braucht manchmal nur ein paar Minuten. Es kann sein, dass du deine Gefühle aus dem Auge verlierst und dich mit dem Problem beschäftigst und mit Strategien zu seiner Lösung... Wenn du das bemerkst, dann kannst du auch diese geistigen Aktivitäten einfach feststellen und benennen... planen... analysieren... nachdenken... Versuche anschließend deine Aufmerksamkeit wieder auf deinen Körper zu konzentrieren... Bemerke und benenne alle starken Emotionen und Empfindungen, die sich in deinem Bewusstsein melden... (2 Minuten)

Kehre nun mit deiner Aufmerksamkeit wieder hierher zurück. Reck und streck dich ein wenig und atme einmal tief aus. Merke dir alles, was nützlich ist für dich. Öffne dann in deinem Rhythmus die Augen. Sei wieder hier, erfrischt und wach.

16. Heilende Träume

Hier machen wir die Teilnehmer mit einer Einschlafphantasie vertraut, die sie später auch ohne Anleitung wiederholen können. Wir wecken dabei drei Erwartungen, die den Optimismus bestärken:

1. Jeder von uns hat eine einzigartige persönliche Lebensenergie in sich.
2. Jeder von uns hat eine weise Stimme in sich, die ihm hilft, sich selbst zu lieben.
3. Jeder von uns kann um heilende Träume bitten, die sein Selbstwertgefühl vertiefen.

Anleitung

Ich möchte dich mit einem Einschlafritual vertraut machen, mit Bildern und Gedanken, die dir jeden Abend helfen können, gelassen und hoffnungsvoll einzuschlafen. Damit du am nächsten Morgen erfrischt aufwachen kannst, ist es wichtig, dass du deinen Tag in einer ruhigen und entspannten Atmosphäre abschließt. Ich werde dir in der folgenden Phantasiereise zeigen, wie du das machen kannst.

Mach es dir bequem... Rück mit deinem Körper einfach etwas hin und her... damit du noch bequemer sitzt... Du kannst dich auch sonst jederzeit bewegen... Und du kannst entscheiden, ob und wann du deine Augen schließen willst, jetzt oder etwas später. Diese Zeit gehört dir... Du musst dich um nichts anderes kümmern, du hast nichts anderes zu tun... Jetzt kannst du diese Ruhe genießen... Fang an auf deinen Atem zu achten... Wenn du einatmest, ist die Luft ein wenig kühler... und wenn du ausatmest, ist sie ein wenig wärmer und feuchter... ein Atemzug nach dem anderen... einfach und leicht... Vielleicht möchtest du deine Atemzüge zählen: eins... zwei... drei... vier... fünf... und wieder zurück: fünf... vier... drei... zwei... eins... ganz einfach und leicht... ein Atemzug nach dem anderen... sanft und ruhig... Lass dich von diesem Rhythmus entspannen...

Stell dir vor, dass vor dir ein geräumiger Flur liegt... Am Ende des Flurs siehst du eine Tür. Diese Tür führt in einen Raum, den du selbst gestalten und in dem du dich sicher und behaglich fühlen kannst...

Wenn du näher an diese Tür herankommst, wirst du sie deutlicher sehen. Diese Tür wird dich von allen negativen Botschaften abschirmen, von Worten und Erlebnissen, die noch aus deiner Kinderzeit stammen, und die dazu beigetragen haben, dass du an dir selbst zweifelst. In diesem Raum ist kein Platz für solche negativen Botschaften...

Betrachte die Tür bitte ganz aufmerksam – auch die Türklinke oder den Türknauf – und wisse, dass du über diesen Raum ganz allein entscheidest, sodass du dich hier sicher und geborgen fühlen kannst...

Positive Botschaften und Erlebnisse aus deiner Kinderzeit dürfen hinein, doch alle negativen Botschaften müssen draußen bleiben...

Jetzt sollst du die Tür öffnen und sie, wenn du eingetreten bist, gut hinter dir schließen... Schau dich in dem Raum um, wo du dich so sicher fühlst... Du kannst jederzeit hierher gelangen, indem du einfach die Augen schließt... Schau dich um und genieße, was du hier siehst und entdeckst... (1 Minute)

Setz oder leg dich irgendwo in diesem beschützenden Raum hin, wo du dich wohlfühlst...

Hör bitte aufmerksam, woran ich dich jetzt erinnern werde...

In dir gibt es eine Lebenskraft, die nur dir gehört. Es ist deine Lebenskraft, und niemand sonst hat ein Anrecht darauf; diese Lebenskraft hat dich von Anfang an begleitet.

Deine Lebenskraft hat nur einen einzigen Zweck: Sie hilft dir, alles zu entfalten, was in dir steckt – körperlich, geistig und seelisch.

Die Lebenskraft beschützt uns, und sie kann unsere Verletzungen heilen. Und weil sie heilen und schützen kann, ist die Lebenskraft voller Liebe...

Du bemerkst nun ein Licht über deinem Kopf, ein Licht, von dem warme und heilende Energie ausgeht, die dich umgibt, wie ein weites und weiches Kleid, in dem du dich bewegen kannst und dich vollständig sicher fühlst... Dies ist deine Lebenskraft...

Spüre, wie diese Lebensenergie in jede Zelle deines Körpers einsinkt, bis du ganz davon durchdrungen bist, von innen nach außen... Diese Lebenskraft gehört dir. Sie drückt sich in deinem Temperament aus, in deinem Charakter, in all deinen Begabungen; sie begleitet dich überallhin: von Anfang an und über den Tod hinaus; sie schützt dich, sie heilt dich und sie liebt dich. In dieser Lebenskraft können keine negativen Botschaften existieren. Dein Körper ist mit deiner Lebenskraft vertraut, auch dein Herz und dein Geist.

Manchmal drückt sich deine Lebenskraft in einer leisen inneren Stimme aus, die viele von uns überhören... Worte der Weisheit, die wir nicht immer beachten, aber die dazu bestimmt sind, uns zu schützen.

Diese leise innere Stimme ist ein wichtiger Teil von uns. Sie ist ein Dolmetscher unserer Lebenskraft... Sie ist unsere wichtigste Ressource... ein Teil von uns, der uns heilen kann, Körper, Seele und Geist. Dieser Teil kann auch jenen anderen Teilen von uns helfen, die nicht glücklich sind, die sich nicht wohlfühlen... Dieser beschützende Teil kann all die anderen Teile in uns aufsuchen, die nicht glücklich sind. Er kann ihnen zeigen, wie sie glücklicher werden können... wie sie sich wertvoller fühlen können und vor allem, wie sie sich geliebt fühlen können, nur von innen, nicht von der Welt da draußen...

Dieser Prozess kann jetzt beginnen, indem du über diesen beschützenden Teil in dir nachdenkst... Sieh und erlebe, wie du in deinem Alltag beschützt bist. Spüre die heilsame innere Kraft in dir, wie sie all jenen Teilen hilft, die nicht glücklich sind. Wenn du dich auf diese heilsame Kraft konzentrierst, dann wird sie noch stärker werden und dir noch mehr helfen können...

Und wenn du heute Nacht einschläfst, dann kannst du um einen heilenden Traum bitten... Um einen Traum, der Körper, Seele und Geist heilt... Und jene heilende Kraft in dir wird wissen, was du in deinem Traum brauchst; und der heilende Traum wird Auswirkungen haben, nicht nur auf deinen Schlaf, sondern auch auf den folgenden Tag. Und während deine Heilung voranschreitet, wirst du dich immer besser fühlen, stärker, zufriedener, selbstbewusster und darum glücklicher... Und wenn du dich glücklicher fühlst, weil du mit dir selbst zufrieden bist, wird auch die Welt positiver auf dich reagieren.

Ich werde nun ein paar Minuten schweigen, damit du dir vorstellen kannst, wie du dich fühlst, wie du dich bewegst, wie dein Tag verläuft, wenn du einen solchen heilsamen Traum hättest, dem es gelungen ist, wie durch Zauberei dein größtes Problem verschwinden zu lassen... (2 Minuten)

Kehre nun mit deiner Aufmerksamkeit hierher zurück. Merke dir, wie du in diesen sicheren Raum gelangen kannst, bevor du abends einschläfst. Bewahre auch alles andere in deinem Gedächtnis auf, was du nicht vergessen möchtest. Reck und streck dich ein wenig und atme einmal tief aus. Öffne die Augen in deinem eigenen Rhythmus und sei wieder hier, erfrischt und wach.

17. Der Himmel

Wenn es uns schlecht geht, wenn wir leiden, Schmerz oder Angst empfinden, dann haben wir das Empfinden einer Verengung: Meist atmen wir dann flacher; unsere Blutgefäße werden enger; unsere Gedanken kreisen um die Quelle unseres Unglücks und um mögliche Rettungsstrategien in der Zukunft. Ein solches verengtes Bewusstsein führt oft dazu, dass wir durch unbesonnenes Verhalten unsere Lage noch schlimmer machen. Gerade bei starkem Stress benötigen wir ein weites Bewusstsein und flexible Perspektiven.

Die folgende Phantasiereise zeigt uns einen direkten Weg zu einer Erweiterung unseres Bewusstsein, zu einer umfassenden Heiterkeit. In schwierigen Zeiten können wir dann immer Zuflucht zu diesen Bildern nehmen.

Anleitung

Mach es dir auf deinem Platz bequem, im Liegen oder im Sitzen. Schließ deine Augen und gestatte dir einmal tief zu seufzen. Das ist eine Einladung an deinen Atem, dich ruhig und stetig mit allem zu versorgen, was du im Augenblick brauchst – Entspannung und Sauerstoff. Und im Seufzen darfst du auch dein Bedauern ausdrücken, dass die Welt und das Universum zwar fair und weise sind, dass jedoch unser Geist oft nicht in der Lage ist, die umfassende Weisheit der Welt zu verstehen.

Stell dir nun bitte vor, dass du draußen in der Natur bist... an einem Sommernachmittag... Du liegst auf dem Gras, dessen Duft schon immer in der Lage war, dich zu beruhigen und dir ein Gefühl der Geborgenheit zu geben... Du spürst das weiche Gras unter dir, das unter deinem Körper genau die richtige Temperatur hat – nicht zu warm und nicht zu kalt, gerade passend... Auf dem Rücken liegend schaust du nach oben in den Himmel – er ist wolkenlos und tiefblau... Lass dir genug Zeit, um das Blau mit deinen Augen zu genießen. Und wenn du willst, kannst du dir auch vorstellen, dass du dieses tiefe, entspannende Blau einatmest... (1 Minute)

Ein bunter Schmetterling kommt in dein Blickfeld... Du bemerkst, wie kunstvoll die Muster auf seinen Flügeln gezeichnet sind und wie leicht sein Flug ist... Beobachte den Schmetterling, bis er nicht mehr zu sehen ist...

Und weiter oben vor dem blauen Himmel kannst du einen Adler beobachten, der ohne Flügelschlag seine Kreise zieht... Folge seinen Kreisen und lass dich von dieser Bewegung deiner Augen ruhiger und ruhiger werden...

Du schaust immer noch in den Himmel über dir und richtest deinen Blick in eine noch weitere Ferne. Ganz hoch über dir – weit, weit weg – entdeckst du nun eine kleine weiße Wolke... Langsam gleitet sie über den Himmel, so zart, so mühelos... Schau ihr zu und bemerke, wie sie sich langsam auflöst...

Nun ist nur noch der grenzenlose Himmel über dir – ein Gewölbe, das alles einschließt... Stell dir vor, dass du selbst der Himmel bist, schwerelos und jenseits von Raum und Zeit... Lass dir auch das Bewusstsein des Himmels schenken und bemerke dann, dass es für dich keine Grenzen gibt. Bemerke, dass du überall bist, dass du alles durchdringst, dass du alles in deiner Weite einschließt. Als dieser grenzenlose und weite Himmel kannst du ein besonders Gefühl in dir spüren, ein grenzenloses Mitgefühl... (1 Minute)

Kehre nun wieder zu deinem alltäglichen Bewusstsein zurück. Behalte in deinem Gedächtnis, was du gut gebrauchen kannst. Reck und streck dich ein wenig und atme einmal tief aus. Öffne in deinem eigenen Rhythmus die Augen und sei wieder hier, erfrischt und wach.

18. Weiter Himmel, weites Herz

Nicht nur in Krisenzeiten kommt es darauf an, dass wir die Routine unseres Denkens überwinden und unsere Aufgaben und Möglichkeiten aus einer neuen Perspektive betrachten. Erst dann kann unsere angeborene Kreativität sich melden. Die folgende Phantasiereise ist das ideale Medium, neue Ansätze auszuprobieren.

Anleitung

Mach es dir auf deinem Stuhl bequem und schließ die Augen. Achte darauf, dass dein Rücken gerade ist und dass Kopf, Nacken und Wirbelsäule eine Linie bilden. Konzentriere dich auf deinen Atem und folge ihm bei deinem nächsten Ausatmen ganz nach unten, bis zu der Pause, ehe du erneut einatmest. Beobachte eine Weile deine Atemzüge und gestatte dir, bei jedem Ausatmen ruhiger und entspannter zu werden...

Stell dir bitte vor, dass es ein klarer, sonniger Tag ist, mit einem strahlendblauen Himmel... Vielleicht gibt es ein paar Wolken am Himmel; vielleicht kannst du ein Flugzeug beobachten oder einige Vögel; vielleicht ist die Luft ganz still oder du spürst ab und zu eine sanfte Brise oder sogar einen kräftigen Windstoß...

Konzentriere dich nun auf die Eigenschaften des Himmels, die dir besonders auffallen... Vielleicht bemerkst du, dass der Himmel offen und weit ist, dass der Himmel klar ist, dass der Himmel alles einschließt, dass er immer schon da war und immer da sein wird. Alles, was sich am Himmel bewegt, mag sich verändern, mag kommen und gehen, aber die blaue Unendlichkeit bleibt dieselbe... Manchen Menschen bietet der Himmel Trost und Zuversicht, weil er unseren Planeten umgibt und ihm eine Atmosphäre schenkt, die das Leben möglich macht...

Und wenn du weiter über den Himmel nachdenkst, dann lass auch alle gemischten Gefühle zu, die vielleicht in dir auftauchen. Vielleicht fühlst du dich unbehaglich, weil der Himmel so unermesslich groß ist... Dann bemerke bitte, wie du dich fühlst, wenn du selbst mit dem Himmel verschmilzt... Du spürst dann, dass es keine Trennung zwischen dir und der Unendlichkeit gibt... Gestatte deinem Bewusstsein, dass es mit dem Himmel verschmilzt, damit du in der Lage bist, die Geheimnisse dieser blauen Unendlichkeit zu erforschen...

Bemerke vielleicht als Erstes, dass du, wenn du der Himmel bist, dich nirgendwo mehr eingesperrt fühlen kannst. Du hast es auch nicht mehr nötig, dich an irgendetwas anzuklammern, und du musst nicht länger gegen Widerstände kämpfen. Alles, was lebt, kommt und geht, aber du bleibst, was du bist... klar, geräumig, offen... Sogar Staub und giftige Gase verschwinden, wenn der Wind bläst und der Regen fällt, und bringen zu Tage, was immer schon dagewesen ist: einen wunderschönen, klaren, blauen Himmel...

Stell dir nun vor, dass Wolken aufziehen...

Stell dir vor, dass sich gewaltige Stürme bilden und über dich hinwegziehen, während du der Himmel bist. Es folgen Blitze und Donnerschläge, stürmischer Wind, Regen, Schnee und Hagel. Lass die Stürme spontan ihren Weg finden und bemerke, wie sie vorüberziehen; sie ziehen durch dich hindurch, doch sie gehören nicht zu dir. Sie bringen Lärm und Unruhe, und das kann dich eine Weile stören, doch sie können dich nicht verletzen...

Früher oder später lösen sich die Stürme auf und der Himmel ist wieder klar, unverändert und blau, wie seit ewigen Zeiten. Du hast kein Bedürfnis, irgendetwas festzuhalten. Es gibt nichts, was dich blockieren könnte. Es gibt so viel Gemeinsames zwischen dem Himmel und deinem Bewusstsein...

Du kannst noch weitere Experimente anstellen... Sei der Himmel, an dem Wolken in allen möglichen Größen und Formen zu sehen sind! Eine Wolke sieht vielleicht aus wie ein Tier, wie ein Engel oder wie ein Schmetterling; eine andere Wolke gleicht vielleicht einer Kirche oder einer Eiswaffel... Und während du dir vorstellst, wie sich die Wolken verändern und bewegen, denke daran, dass auch deine Erlebnisse sich ständig verändern, dass deine Gefühle sich immer erneuern, in beständigem Wandel... Dir geht es wie dem Himmel. Es gibt nichts, was du festhalten müsstest...

Lass dir nun etwas Zeit, um die Eigenschaften des Himmels zu empfinden: seine Klarheit, seine Weite und seine Offenheit... Bemerke, wie viel Ruhe es dir gibt, wenn du daran denkst, dass jedes Unwetter vergehen wird. Am Ende löst sich alles auf; der Himmel, wie dein Bewusstsein, bleibt weit und klar, unverändert und frei...

Und bemerke auch, wie viele verschiedene Perspektiven du hast, wenn du der Himmel bist. Du kannst die Landschaften unter dir betrachten und alles aus der Vogelperspektive anschauen. Als Himmel kannst du den Dingen jedoch auch sehr nahe kommen und ihnen auf den Grund gehen. Gestatte dir, ganz nach unten zu gehen und alles aus der Nähe zu betrachten. Bemerke die Farben, die Umrisse, die Gerüche, die Temperaturen... Als Himmel kannst du der Welt ganz nahe sein, und du kannst sie aus großem Abstand betrachten. Du entscheidest, welche Perspektive du wählen willst...

Lass dir nun ein wenig Zeit, um dir vorzustellen, wie dein Leben wäre, wenn du häufiger die Qualitäten spüren und verkörpern würdest, die du als Himmel hattest. Sei dir darüber klar, dass alles – Erfreuliches wie Unerfreuliches – vergänglich ist, und dass nur dein Geist ewig ist und in der Lage, alles vorbeiziehen zu lassen. Wie wäre es für dich, wenn du mitten in den Turbulenzen des Lebens so viel Klarheit hättest, so viele verschiedene Möglichkeiten, dich und andere aus immer neuen Perspektiven zu betrachten...

Du kannst dir das Geschenk dieser Freiheit selbst machen, indem du dich an den Himmel erinnerst und diese Weite und Offenheit in dir erneut spürst...

Jetzt ist es Zeit, dass du wieder in dein alltägliches Bewusstsein zurückkehrst. Bring alles mit, was nützlich für dich ist. Reck und streck dich ein wenig und atme einmal tief aus. Öffne in deinem eigenen Rhythmus die Augen und sei wieder hier, erfrischt und wach.

19. Abstand gewinnen

In turbulenten Zeiten ist es wichtig, dass wir Ruhe bewahren und unseren Gefühlen gestatten, sich auszudrücken und dann in ihre Normallage zurückzukehren. Starke Gefühle sind nur für die Höhen und Tiefen der menschlichen Existenz bestimmt. Zwischen Höhepunkten und Tiefpunkten sollen wir den «mittleren Weg» gehen, ohne Spitzenwerte der Begeisterung oder der Verzweiflung.

Die folgende Phantasiereise kann einen Beitrag dazu leisten, wie wir aus den Aufregungen einer turbulenten Situation wieder zurückkehren können in die Ruhe des Alltags.

Anleitung

Mach es dir auf deinem Platz bequem und schließ die Augen. Achte darauf, dass dein Rücken gerade ist und dass Kopf, Nacken und Wirbelsäule eine Linie bilden. Atme einmal tief aus und gestatte deinem Körper, ruhig und natürlich weiterzuatmen, sodass du die Möglichkeit hast, in der Phantasie eine weite Reise zu unternehmen.

Führe dir nun ganz genau vor Augen, wie es in diesem Raum aussieht, in diesem Raum, in dem du im Augenblick sitzt. Stell dir auch das Gebäude vor, in dem sich dieser Raum befindet und die Umgebung dieses Gebäudes...

Du darfst nun tun, was du im Traum schon so oft praktiziert hast: Du kannst die Schwerkraft besiegen und in deiner Phantasie zu fliegen beginnen... Schwebe langsam nach oben, finde einen Weg aus diesem Raum und erhebe dich über unser Gebäude, sodass du einen guten Blick hast von oben herab auf das Haus, in dem unsere Gruppe arbeitet. Betrachte das alles aus der Vogelperspektive...

Und während du immer höher steigst, kannst du dich mit einer imaginären Kapsel umgeben, die völlig transparent ist, sodass du gut hindurchsehen kannst, und die dafür sorgt, dass du dich auf diesem Flug sicher und geborgen fühlst... Schau von oben herab und sieh, wie das Gebäude und das Gelände darum herum kleiner und kleiner werden... Häuser, Straßen, Bäume, Flüsse, Felder und Wiesen... Bemerke auch, wie die Menschen immer kleiner werden, zu Zwergen schrumpfen und dann wie Ameisen ihrer Wege gehen. Mach dir klar, dass jeder Mensch, den du siehst, das Zentrum seiner eigenen Welt bildet, mit eigenen Gedanken und Gefühlen, mit eigenen Hoffnungen und Befürchtungen, mit eigenen Problemen und Projekten... Schau aus großem Abstand zu, wie sie sich bewegen und wie jeder sein eigenes Leben lebt... Stell dir auch vor, wie sie in ihre Häuser und Wohnungen gehen und ihren privaten Aufgaben und Vergnügungen nachgehen...

Und du selbst setzt deinen Aufstieg fort. Dein Gesichtsfeld wird immer weiter. Es gestattet dir, auch andere Städte in dieser Landschaft zu sehen, grüne Felder, Berge und blaugraue Wasserflächen... Während du immer weiter aufsteigst, kannst du sogar Ozeane erblicken, große Flüsse und Gebirge und von Zeit zu Zeit riesige Wolkenbänke...

So hoch bist du gestiegen, dass du nun den ganzen Planeten unter dir siehst – blau und weiß, in einer langsamen Drehung, in einem dunklen Universum... Aus dieser unermesslichen Höhe kannst du die Menschen nicht mehr sehen, aber du kannst an sie denken – sechs Milliarden Menschen, die alle auf demselben Planeten leben und dieselbe Luft atmen. Dort unten gibt es so viele Völker, doch sechs Milliarden Herzen schlagen in einem ähnlichen Rhythmus und sie haben dieselben grundlegenden Wünsche. Sie wünschen sich Gesundheit, Frieden und Liebe. Denke einen Augenblick darüber nach, während du unseren Planeten im Blick behältst...

Während du immer weiter aufsteigst, kannst du beobachten, dass die Erde kleiner und kleiner wird. Andere Planeten kommen in dein Blickfeld: die hell strahlende Venus, der rote Mars, der riesige Jupiter und dahinter die ganze Milchstraße mit Milliarden von Sternen...

Nachdem die Erde verschwunden ist, wird auch die Sonne allmählich ein winziger Lichtpunkt unter unzähligen Sternen. Du kannst nicht mehr sagen, wo sie sich befindet... Unzählige Sterne umgeben dich – über dir, unter dir und auf allen Seiten. Jetzt kannst du nicht mehr sagen: Das ist oben, das ist unten. Hier hat es keinen Sinn mehr zu fragen: Was war gestern, was wird morgen sein?

Alle diese Milliarden von Sternen bilden eine einzige Milchstraße, und diese Milchstraße ist nur eine von Millionen anderer Sternensysteme. Gestatte dir, einmal tief auszuatmen und denke einen Augenblick an die Unendlichkeit von Zeit und Raum. Hier oben gibt es weder nah noch fern, kein Morgen und kein Gestern, keine Eile und keinen Stress. Alles, was du hier empfindest, ist Ruhe, Frieden und Staunen...

Vielleicht spürst du auch, dass dieses Empfinden wie eine Medizin ist, die wir nicht allzu oft einnehmen sollten, weil sie einfach zu stark ist. Darum bemerke deinen Wunsch zu den Proportionen deines Alltagslebens zurückzukehren. Tritt den Rückweg an und komm langsam und wohlbehalten wieder in diesem Raum und in deinem Alltagsbewusstsein an. Bewahre alles in deinem Gedächtnis auf, was du nicht vergessen möchtest. Reck und streck dich ein wenig und atme einmal tief aus. Öffne in deinem Rhythmus die Augen und sei wieder hier, erfrischt und wach.

20. Tai Chi gegen Stress

Wenn wir in den Treibsand einer emotionalen Krise geraten, dann können wir ausprobieren, wie uns eine Veränderung in unserem Lebensrhythmus bekommt. Wir können versuchen, unser Tempo zu drosseln. Wir könnten auch sagen, dass wir eine Tai-Chi-Phase beginnen. Die Strategie, die wir dann einschlagen, sieht so aus: Alles, was wir tun, tun wir langsamer als sonst – wir gehen langsamer, wir atmen langsamer, wir bewegen unsere Augen langsamer, wir essen langsamer usw. Unsere Existenz verfügt über einen Rhythmus, der in allen Bereichen wirksam ist. Wenn ich also anfange, mich langsamer zu bewegen, dann bremse ich auch meine Trauer, meinen Kummer, meinen Ärger, meine Wut, meine Unruhe.

Es lohnt sich, mit einer solchen willentlichen Rhythmusveränderung zu experimentieren. Unsere Denkmuster, unsere Bedürfnisse und festgefügten Verhaltensweisen verändern sich. Der Tempowechsel schafft fruchtbaren Boden für neue Einsichten, neue Perspektiven, neue Gefühle.

Anleitung

Wenn wir in eine Krise geraten, dann lohnt es sich immer, irgendetwas anders zu machen. Auch eine kleine Verhaltensänderung kann eine Kettenreaktion auslösen, sodass wir die Krise nicht mehr mit alten, unwirksamen Rezepten und Ritualen bekämpfen. Ich möchte euch eine solche Veränderung vorschlagen und euch zeigen, was ihr alles tun könnt. Der Grundgedanke ist sehr einfach. Wir können versuchen, unseren Lebensrhythmus zu ändern, und dafür sorgen, dass alles langsamer stattfindet: die Aktionen unseres Körpers, der Gebrauch unserer Sinne, unsere Gedanken und unsere Gefühle.

Stellt die Stühle zur Seite, damit wir freien Platz haben, um im Raum herumzugehen... Am Anfang kannst du dich in deinem natürlichen Tempo bewegen und so gehen, wie es im Augenblick zu deiner Stimmung passt... Gestatte dir von Zeit zu Zeit einmal kräftig zu seufzen...

Lass dir beim Herumgehen bitte eine Situation aus der jüngeren Vergangenheit einfallen, wo du zumindest innerlich etwas die Fassung verloren hast... wo du eine kleine emotionale Krise erlebt hast... wo du ein besonderes Maß an seelischem Stress durchgemacht hast...

Vermutlich hast du in dieser Situation etwas Unangenehmes erlebt, aber es ist auch denkbar, dass es etwas sehr Schönes war... Lass also diese Situation noch einmal in deiner Erinnerung lebendig werden und ruf dir deine Reaktion auf dieses Erleben ins Gedächtnis zurück: Wie fühlst du dich in dieser Krise?... Was spürst du im Körper?... Was sagen dir deine Gefühle?... Welche Gedanken gehen dir durch den Kopf?... Bleibe bitte in Bewegung, während du dich noch einmal in die Atmosphäre dieser Krise versetzt... (1 Minute)

Beginne jetzt damit, deinen Lebensrhythmus zu verändern. Jeder von uns kann seinen Lebensrhythmus langsamer oder schneller einstellen, denn jeder von uns ist in der Lage, Tai-Chi-Übungen zu machen. Fang also an und reduziere dein Tempo. Geh langsamer, vielleicht halb so schnell wie vorher. Und weil du dabei weniger Energie verbrauchst, kannst du auch deine Atmung etwas langsamer werden lassen... Bewege deine Augen langsamer; lass deine Arme beim Gehen langsamer pendeln; setz deine Füße langsamer auf den Boden... Wenn du deinen Kopf drehst, um einen Blick auf die anderen Gruppenmitglieder zu werfen, dann mach das ebenfalls langsamer, halb so schnell, wie du das normalerweise tust... (2 Minuten)

Setz dich nun abwechselnd auf einen Stuhl und geh dann wieder herum. Setz dich halb so schnell hin, wie du das normalerweise tun würdest, und spüre, welche Muskeln du dazu gebrauchst... (2 Minuten)

Während du nun weiter im Raum herumgehst, begrüße andere Gruppenmitglieder, indem du ihnen schweigend die Hand gibst. Lass auch diesen Handschlag im halben Tempo stattfinden wie sonst. Und wenn du dem Begrüßten ins Gesicht schaust, dann bremse das Tempo deiner Mimik ab, lächle halb so schnell wie sonst. Lass deine Augen im halben Tempo die Augen des anderen finden... Begrüße mehrere Gruppenmitglieder auf diese Weise im Tai-Chi-Stil... (3 Minuten)

Und nun geh bitte wieder allein im Raum herum und wende dich erneut jener Krise zu, jenem Stress, den du zu Beginn dieses Experimentes ausgewählt hattest. Betrachte die Gefühle, die sich dazu melden, mit dem halbierten Tempo. Beobachte die Gedanken, die dir dabei durch den Kopf gehen, ebenfalls mit dem halbierten Tempo. Was kannst du dann bemerken?... (2 Minuten)

Bleib jetzt bitte auf der Stelle stehen, wo du gerade bist, und schließ deine Augen. Konzentriere dich auf das Gefühl der Belastung, auf das Gewicht des Stresses, auf das Unbehagen, das in dir geblieben ist. Nimm dieses Restgefühl langsam, im halben Tempo, in die rechte oder linke Hand und spüre das damit verbundene emotionale Gewicht.

Nimm dir einen Augenblick Zeit, um dieses Gewicht wahrzunehmen... Wenn du das geschafft hast, konzentriere dich, immer noch mit geschlossenen Augen, auf diesen Stress und improvisiere langsam, im halben Tempo, einen einzigen kurzen Satz, mit dem du dich von diesem Stress jetzt verabschiedest. Was möchtest du diesem Stress jetzt sagen?... (30 Sekunden)

Atme nun bitte einmal tief aus und öffne die Augen. Fang an, Arme und Beine auszuschütteln, um dich nach diesem Experiment gründlich zu erfrischen. Dann kehre auf deinen Platz im Kreis zurück.

Kapitel 3

DIE SINNE WEIT ÖFFNEN

Reflexion

Stress entsteht häufig durch virtuelle Bedrohungen: Wir sind unzufrieden mit der Vergangenheit oder wir malen uns Krisen und Katastrophen aus, die in der Zukunft eintreten könnten. Eine wirksame Strategie gegen solchen Stress besteht darin, das Bewusstsein auf die Gegenwart zu konzentrieren. Das gelingt uns am besten, wenn wir unsere fünf Sinne einschalten. Unser Körper schätzt dieses Umschalten von intellektueller Aktivität auf sinnliche Erlebnisse und er bedankt sich durch schnelle Entspannung. Unsere fünf Sinne (Sehen, Hören, Riechen, Schmecken und Tasten) gestatten es uns, Informationen aus der Welt um uns herum aufzunehmen, von den Menschen, mit denen wir zusammenleben, aber auch aus unserer natürlichen Umwelt. Während wir uns mit anderen Menschen auch durch unsere Sprache verständigen können, basiert unsere Kommunikation mit der Natur ausschließlich auf unseren Sinnen. Die gegenwärtige Zivilisation leidet unter ihrer Entfremdung von der Natur. Damit verbunden ist ein Verlust von sinnlicher Wahrnehmungsfähigkeit. Wenn wir also wieder lernen wollen, in der Gegenwart zu leben, um vermeidbaren Stress abzubauen, dann können uns unsere fünf Sinne dabei sehr unterstützen. Aus diesem Grund sind in die Phantasiereisen und Meditationen dieses Kapitels Erlebnisschritte eingebaut, welche die Sinne stark ansprechen. Dazu gehören:

- Öffnen und Schließen der Augen, bewusstes Atmen, insbesondere tiefes Ausatmen, Seufzen, Wahrnehmung wichtiger Körperzentren, wie z. B. Herz und Sonnengeflecht,
- «Erden» durch intensivierten Kontakt mit dem Untergrund und durch Wahrnehmung der Schwerkraft,
- Einbeziehung von Farben und Tönen.

Außerdem enthält dieses Kapitel eine Reihe von Bewegungsmeditationen. Dadurch möchte ich u. a. das Vorurteil entkräften, dass Meditation vor allem an mentale Aktivität in körperlicher Ruhe geknüpft ist.

1. Die Sonnenblume

Jeder von uns kann sich vorstellen, eine Sonnenblume zu sein. Mithilfe dieses Bildes lassen sich Entspannung und Erneuerung der verfügbaren Energie bewirken.

Anleitung

Stell dich bitte vor deinen Stuhl, die Füße etwa schulterbreit auseinander, die Arme locker herabhängend. Mach deinen Rücken ganz gerade; Kopf, Nacken und Wirbelsäule sollen eine Linie bilden. Atme einmal gründlich aus und überlass es dann deinem Körper, natürlich weiterzuatmen, stetig und gründlich...

Stell dir vor, dass du eine Sonnenblume bist, die am Rand eines Feldes steht, von der Sonne beschienen, in fruchtbarer Erde... Spüre einen leichten Wind, der alle inneren Spannungen von dir wegpustet...

Stell dir vor, dass deine Wirbelsäule dein «Stamm» ist... Bemerke, wie der Stamm nach oben strebt... Konzentriere dich zunächst auf dein Kreuzbein, dann auf deine Brustwirbelsäule... dann auf deine Halswirbelsäule... Lass am Ende deines Stammes eine große Blüte der Sonne entgegenwachsen... mit goldenen Blütenblättern und braunen Staubgefäßen...

Wachse noch ein wenig weiter in den Himmel... Stell dir gleichzeitig vor, dass deine Füße die Wurzeln der Sonnenblume sind. Spüre, wie sie tief in die Erde hinabreichen und dir Halt geben. Und zwischen Blüte und Wurzeln sorgt der Stamm dafür, dass Wasser und Nährstoffe in dir aufsteigen können... Stell dir vor, dass deine Arme und Hände zu Blättern werden, die sich sanft im Wind bewegen...

Konzentriere dich nun darauf, dass die Pflanze ihre Kraft aus der Erde heraussaugt... Beobachte, wie diese Kraft als weiß-goldenes Licht von unten nach oben steigt... aus deinen Füßen, durch deine Wirbelsäule, bis in deinen Kopf...

Stell dir vor, wie das Licht die ganze Pflanze mit Energie und mit Vitalität versorgt...

Und stell dir weiter vor, dass die Sonnenblume so viel Kraft aus dem Boden herauszieht, dass es aus der Blüte wieder herabfließt und von der Erde aufgesaugt wird wie ein erfrischender Regen. Erlebe diesen Kreislauf des Lichts und der Kraft, während du langsam und stetig atmest... (1 Minute)

Sei für einen Augenblick die Sonnenblume im Spätsommer. Lass die Vögel zu dir kommen und lade sie ein, sich bei dir zu bedienen; verstreu deine reifen Samen, damit im Frühjahr eine neue Generation von Sonnenblumen heranwachsen kann...

Kehre nun zurück in deinen eigenen Körper. Spüre deine Füße und Beine, deine Wirbelsäule, Arme und Hände. Schüttle Arme und Beine aus, sodass du erfrischt wieder auf deinen Platz zurückkehren kannst.

2. Sufi-Bewegungs-Meditation

Oft ist es gerade das Exotische und Fremde, das unsere gewohnheitsmäßigen Verhaltensweisen durchbrechen kann. Im Fremden finden wir leichter Genuss und Entspannung.

In diesem Falle schlagen wir der Gruppe eine einfache Kreismeditation mit einer sehr klaren Struktur vor. Zur Entspannung kommt das Gefühl von emotionaler Verbindung und Geborgenheit in der Gruppe.

Anleitung

1. Tische und Stühle werden zur Seite geräumt, sodass freier Raum entsteht.
2. Die Gruppe stellt sich im Kreis auf und die Teilnehmer fassen einander bei den Händen. Sie gehen einige Schritte zurück, bis die Arme seitlich ausgestreckt sind. In diesem Augenblick sagen alle Kreismitglieder im Chor «Ja hai». Dabei soll der Körper leicht zurückgelehnt und das Gesicht dem Himmel zugewendet sein.
3. Anschließend macht jeder einen kleinen Schritt nach vorn, sodass die Arme entlastet werden und nach unten und nach vorn schwingen können. Dabei sagen alle Kreismitglieder gemeinsam die Worte: «Ja huk». Diesmal sind Körper und Kopf schräg nach vorn gerichtet. Jede Gruppe braucht eine Weile, um zu einer konzertierten Aktion zu gelangen. Der Reiz der Aktion besteht in der Gleichzeitigkeit von körperlicher Aktivität und gesprochenem Wort. Wenn die Gruppe einen gemeinsamen Rhythmus gefunden hat, dann sind diese beiden gegenläufigen Bewegungen wie das Öffnen und Schließen einer Blüte.
4. Wenn die Teilnehmer mit dem Ablauf vertraut sind, können sie während der Meditation die Augen geschlossenen halten.
5. Experimentieren Sie mit unterschiedlichen Zeiten. Beginnen Sie mit drei Minuten und verlängern Sie dann die Dauer.

3. Stimm-Meditation

Im Buddhismus ist die Silbe «Ah» (langes A) das akustische Symbol für Offenheit. Gleichzeitig gilt sie als Urlaut der Sprache. Wer mit diesem Laut experimentiert, der wird bemerken, dass Kraft und Vitalität daraus entspringen können.

Anleitung

Bitte stellt Stühle und Tische beiseite und beginnt im Raum herumzugehen... Seufzt ein paar Mal und lasst dabei eure Kiefermuskulatur schön locker... Während ihr weiter herumgeht, könnt ihr euch vorstellen, dass ihr für die nächsten fünf Minuten nur ein einziges Wort zur Verfügung habt, das aus dem ersten Vokal des Alphabets besteht: Ah... Gleich könnt ihr mit diesem «Ah» experimentieren, und dabei eine besondere Form der Klangmeditation erleben. Lasst das «Ah» ganz natürlich beim Ausatmen in euch entstehen, und gestattet eurem Brustkorb, diesem Laut Wärme und Volumen zu geben. Das «Ah» ist ein friedlicher Laut, der Wärme schenkt, Stärke und Vitalität. Ihr könnt diesen Laut benutzen, um euch von allen Gefühlen, die euch beeinträchtigen, zu reinigen: von Schuld, Scham, Rachsucht, Neid und Aggression. Füllt euch zunächst selbst mit der heilenden Kraft dieses Ur-Wortes an. Stellt euch vor, dass ihr seinen Klang dorthin schickt, wo er in eurem Körper besonders gebraucht wird. Später könnt ihr eure Experimente ausdehnen und zur Abwechslung einige Mitglieder der Gruppe beschenken... Wenn ihr wollt, könnt ihr vor sie hintreten und ihnen ein tönendes «Ah» schenken. Ihr könnt ihnen dieses «Ah» aber auch aus der Ferne zum Geschenk machen... (4 Minuten)

Nun beschenkt mit dem klingenden «Ah» Menschen, die nicht in diesem Raum sind. Achtet darauf, dass ihr mit diesem Laut die Absicht verbindet, einen Akt der Freundlichkeit zu vollziehen, ein wirkliches Geschenk zu machen. Ihr seid völlig frei in der Wahl der Personen, die ihr beschenken wollt...

Nachdem ihr nun schon so viel Erfahrung mit dem «Ah» gesammelt habt, könnt ihr diesen Laut noch stärker modifizieren – im Volumen, in der Intensität, in der Tonhöhe, in der Tonfarbe... (2 Minuten)

Denkt zum Schluss bitte an Mutter Natur und schickt dieses Ur-Wort auch an Tiere und Pflanzen, die einen Platz in eurem Herzen haben. Wünscht ihnen allen auf diese Weise Kraft, Gesundheit, Fruchtbarkeit, Heilung und was immer ihr sonst noch ausdrücken möchtet... (2 Minuten)

Bleibt nun stehen und beendet diese Meditation mit einem unhörbaren, nach innen gesprochenen «Ah».

4. Archaisches Chanson

Das Singen gehört zu den uralten Methoden, mit denen sich schon unsere Vorfahren entspannen und in eine Trance gehen konnten. Ihr Gesang war nicht nur narzisstischer Genuss des eigenen Körpers, sondern ebenso Kontaktaufnahme mit der Natur, mit den Geistern der Vorfahren, mit dem Bewusstsein von Tieren und Pflanzen.

Wenn wir singen, dann tritt auch heute der sprachliche Anteil eines Liedes meist zurück hinter den archaischen Elementen von Klang und Rhythmus. Unsere Stimme ist ein hervorragendes Mittel, um emotionalen Kontakt aufzunehmen und die Mitglieder einer Gruppe zusammenzuschweißen.

Anleitung

Setz dich mit den anderen im Kreis hin – auf Stühle oder auf den Boden – und mach es dir auf deinem Platz bequem... Schließ die Augen und achte darauf, dass dein Rücken gerade ist, dass Kopf, Nacken und Wirbelsäule eine Linie bilden.

Seufze nun einmal tief und richte deine Aufmerksamkeit eine Weile auf deinen Atem. Indem du seufzt, sorgst du dafür, dass dein Körper und dein Bewusstsein weich und sanft werden... Lass auch deinen Atem sanft werden, frei und ohne Anstrengung... Lass die Luft ganz von selbst in deine Lungen strömen, nachdem du gründlich ausgeatmet hast... Spüre, wie auch dein Bauch ruhig und weich wird, sodass du die Luft tief nach unten in dich hineinströmen lassen kannst...

Öffne nun deinen Mund ein wenig, und wenn du bereit bist, kannst du beim Ausatmen irgendeinen Ton in deiner Kehle entstehen lassen. Du kannst es völlig dem Zufall überlassen, welcher Ton sich in deiner Brust bildet... ganz leicht und ohne jede Anstrengung... Achte bitte darauf, dass du ganz natürlich, sanft und stetig weiteratmest, auch wenn du nun Töne aus dir hinausfließen lässt...

Zuerst wirst du vielleicht deine Aufmerksamkeit vor allem jenen Tönen widmen, die in dir selbst entstehen. Doch nach und nach wirst du deine Aufmerksamkeit auch für die Töne der anderen Gruppenmitglieder öffnen, und die anderen Gruppenmitglieder werden sich nach und nach für deine Töne öffnen...

Lass dir Zeit für diesen Prozess, damit du locker und leicht dabei bleiben kannst. Lass dir auch genug Zeit, um Luft zu schöpfen. Und wenn du bemerkst, dass du dich anspannst, dann konzentriere dich vor allem auf das Ausatmen und lass alle Anstrengung aus dir hinausfließen.

Langsam, langsam wirst du den Eindruck entwickeln, dass in der Gruppe ein gemeinsamer Gesang entsteht, ganz einfach, ohne Worte... Dieser Gesang kann sich von Zeit zu Zeit verändern... lauter oder leiser werden... in die Höhe oder in die Tiefe führen... ein- oder mehrstimmig klingen... Natürlich kann sich auch der Rhythmus verändern. Die Variationen im Rhythmus sind etwas besonders Geheimnisvolles und sie können uns auf sehr angenehme Weise überraschen...

Lass also deine eigene Musik strömen und sich mit der Musik der anderen Gruppenmitglieder verbinden, bis ein gemeinsames Geflecht der Stimmen entsteht, mit verschiedenen Klangfarben und überraschenden Rhythmen. Gestatte dir dabei, in eine leichte Trance zu gehen; so wirst du immer entspannter und immer besser in der Lage sein, diese musikalische Improvisation zu genießen... Bemerke, wie der Gesang für dein Wohlbefinden sorgt.

5. Tanz-Meditation

Für erfahrene Teilnehmer, die sich gerne bewegen, ist dies eine hervorragende Meditation. Wir kommen mit einem Minimum an Anweisungen aus und können ein Maximum an Entspannung und Genuss, Schönheit und Verständnis dabei erleben. Der Raum muss genügend freien Platz haben, sodass sich alle spontan bewegen können.

Anleitung

Stell dir vor, dass du ein Tänzer bist oder eine Tänzerin. Du hast schon so oft getanzt, dass du deinen Körper gut kennst, aber nicht nur deinen Körper, sondern auch dein Herz und deinen Geist. Im Laufe der Zeit bist du nicht mehr abhängig von fremder Musik für deinen Tanz, sondern du hörst und empfindest die Musik in deinem Inneren, die Musik in deiner Seele. Gestatte dir, diese Musik jetzt zu hören, und erlaube deinem Körper, durch Bewegung und Tanz zu antworten. Dies soll ein improvisierter Tanz sein. Es ist nicht nötig, irgendetwas zu planen. Konzentriere dich auf das Hören. Lausche in dich hinein, und was immer du dort hörst – laut oder leise, langsam oder schnell, froh oder traurig –, kannst du dann in Bewegung übersetzen... (10 Minuten)

Diese Art der Meditation hat den großen Vorteil, dass sie alle Bereiche unserer Existenz zusammenfasst. Sie trägt dazu bei, dass wir rezeptiv und expressiv in einem Atemzug sein können.

Wir können diese Meditation beliebig oft praktizieren, wir werden keinen Abnutzungseffekt feststellen. Unser Erlebnis wird immer anders und immer frisch sein. Die Meditation ist eine hervorragende Möglichkeit, unsere Energie strömen zu lassen. Beim ersten Mal sollten wir uns dafür zehn Minuten Zeit nehmen.

6. Mein eigener Ton

Kleine Kinder experimentieren gern mit ihrer Stimme. Das gibt ihnen die Möglichkeit, ihre Gefühle auszudrücken, und sie bereiten sich damit auf das Erlernen der Sprache vor. Bei uns Erwachsenen kommt der kreative Aspekt der Stimme oft zu kurz. Viele lieben die Musik und lassen sich von ihr inspirieren, aber es handelt sich meist um fremde Musik, nicht um eigene Tonphantasien. In dieser Musikmeditation erlauben wir uns den Luxus, mit Tönen zu experimentieren, die wir selbst erzeugen, mit der Musik, die in uns wohnt.

Anleitung

In jedem von uns gibt es einen Vorrat an Tönen, Melodien und Rhythmen, die darauf warten, zum Klingen gebracht zu werden. Diese angeborene Musik möchte das Licht der Welt erblicken, sie möchte Besitz von uns ergreifen.

Um das zu ermöglichen, musst du vor allem deine Kontrolle aufgeben. Stell dir vor, wie du die Musik hörst, die in dir ist, und dann überlass es deinem Körper, diese Klänge auszudrücken. Dazu kannst du deine Stimme benutzen, aber du kannst auch andere Körperteile einbeziehen, wie z. B. Hände und Füße. Mit den Füßen kannst du z. B. steppen und mit den Fingern kannst du schnippen oder du kannst mit ihnen einen Rhythmus klatschen u. Ä.

Geh an irgendeinen Platz im Raum, der deine musikalische Kreativität anregt. Stell dir vor, dass irgendein Ton aus deiner Kehle kommen möchte. Vielleicht ein Stöhnen, ein Klagen, ein Seufzen, ein Brummen, ein Murren, ein Gurren oder ein Summen. Lass die Töne einfach kommen. Lass die Schallwellen in Ruhe intensiver werden. Lass den Ton an- und abschwellen und sei neugierig, wie dein Körper auf deine eigenen Töne reagiert. Wenn du Lust bekommst, dabei hin und her zu schwingen oder dich rhythmisch zu bewegen, dann lass das geschehen...

Denk daran, dass die Töne zu unseren frühesten Sinneseindrücken gehören. Ganz früh hast du den Herzschlag deiner Mutter gehört, und diese Musik hat deine Entwicklung begleitet. Dein Herz hat sich am Herzschlag deiner Mutter orientiert.

Doch mit der Zeit musstest du deine eigenen Klänge finden und ausdrücken. Deine ganze Existenz ist daran beteiligt. Stell dir vor, dass deine innere Musik über magische Kräfte verfügt und dass sie deinen Körper verzaubert. Ob du willst oder nicht, du musst aktiv werden und dich dazu bewegen...

Es spielt keine Rolle, ob deine Töne irgendeinen Sinn ergeben oder dir bekannt vorkommen. Wichtig ist allein, dass du deine innere Musik hören kannst, dass sie dich inspiriert. Vielleicht möchtest du ausdrücken, dass du gern lebst; vielleicht möchtest du die aufgehende Sonne preisen oder deine Liebe zu jenen Menschen ausdrücken, die dir besonders nahe stehen... (5 Minuten)

Beginne nun mit verschiedenen Rhythmen zu experimentieren. Und wenn du Lust bekommst, kannst du tanzen und dich im ganzen Raum bewegen. Das Geheimnis besteht darin, dass dein Ego seine Kontrolle aufgibt und dass du dich nur von deinen eigenen Tönen und Rhythmen kontrollieren lässt... (5 Minuten)

Fang nun an, Töne anderer Gruppenmitglieder einzubeziehen. Finde eine Stimme, die dich anregt, und beginne mit dieser Stimme eine musikalische Unterhaltung. Unterhaltet euch mit Tönen oder kleinen Tonfolgen, variiert den Abstand zwischen euren Körpern und Köpfen...

Entscheide selbst, wie lange ein solcher musikalischer Dialog dauern soll, und probiere die Möglichkeiten auch mit anderen Gruppenmitgliedern aus... (5 Minuten)

Kommt nun im Kreis zusammen. Ihr könnt versuchen, zum Abschluss Einheit und Vielfalt akustisch auszudrücken. Einer von uns wird beginnen und einen Ton erklingen lassen. Dann kommt immer ein weiterer Ton dazu, bis alle sich dem Gruppenklang angeschlossen haben. Wir werden uns überraschen lassen, wie viele Schichten dieser Klang hat.

7. Der tiefe Brunnen

Dies ist eine Kurzmeditation, die wir fast überall praktizieren können, wenn wir uns entspannen und erfrischen möchten. Besonderen Wert legen wir dabei auf das Gefühl in Beinen und Füßen und die Vorstellung eng mit der Erde verbunden zu sein.

Anleitung

Diese Meditation kannst du leicht deinen eigenen Bedürfnissen anpassen. Du kannst sie immer realisieren, z. B. wenn du irgendwo stehst und wartest...

Stell dir vor, dass es tief unter dir in der Erde eine Quelle für Kraft und Energie gibt. Wenn du möchtest, kannst du dir diese Quelle als einen kleinen unterirdischen See oder als einen unterirdischen Fluss vorstellen. Von dieser Quelle reicht ein unsichtbarer Brunnenschacht bis zu deinen Füßen. Wenn du einatmest, kannst du dir vorstellen, dass die Kraft der Erde als flüssiges Licht in deine Füße, in deine Beine und weiter in deine Wirbelsäule aufsteigt... Die Energie strömt weiter nach oben und erhebt sich über deinen Kopf wie eine Fontäne, die in den Himmel steigt...

Wenn du ausatmest, dann empfindest du, wie die Energie wieder zurückströmt, wie sie herabfällt auf deinen Kopf, auf deine Schultern, auf deine Füße, wie sie wieder in die Erde einsinkt, bis sie wieder die unterirdische Quelle erreicht. Du musst nichts tun, als dich für diesen Kreislauf der Energie zu öffnen...

Jedes Mal, wenn du einatmest, fühlst du dich erfrischt und gestärkt...

Und jedes Mal, wenn du ausatmest, fühlst du dich gereinigt und entspannt...

Diese kurze Meditation kann dir helfen, Stress aus deinem Organismus zu vertreiben. Wenn du mit dem Bild von Quelle und Brunnen vertraut bist, dann genügen dir drei Atemzyklen. Als Einstieg empfehle ich die doppelte Anzahl, nämlich sechs vollständige Atemzyklen. Du kannst selbst entscheiden, ob du die Augen dabei geöffnet oder geschlossen halten möchtest.

8. Schwerkraft

Auch für diese Meditation benötigen wir nur ein paar Minuten. Wir konzentrieren uns auf unseren Körper, auf das Geheimnis der Schwerkraft, und lassen Stress und Unruhe hinter uns zurück. Stattdessen fühlen wir uns eingebettet in die Ordnung der Natur. Für eine kurze Weile können wir unser Ego loslassen.

Anleitung

Mach es dir auf deinem Stuhl bequem und lass dir ein paar Augenblicke Zeit zu empfinden, wie die Schwerkraft Einfluss auf deinen Körper nimmt. Bemerke z.B. das Gewicht deiner Beine und deiner Sitzknochen auf dem Stuhl... Spüre das Gewicht deiner Arme in deinen Schultergelenken... Empfinde das Gewicht deines Kopfes auf deinen Nackenwirbeln... Gestatte der Schwerkraft, deinen Unterkiefer ein wenig nach unten zu ziehen. Deine Kiefermuskeln und deine Lippen genießen auf diese Weise eine kleine Entspannung...

Nutze diese Meditation nun für eine kurze Überlegung: Wie oft klagst du über all das, was dein Leben schwer macht? In diesem Augenblick kannst du die Schwere aus einer neuen Perspektive betrachten. Sie sorgt für Ordnung und Übersicht; sie bewahrt dich vor dem Chaos ungebremster Beweglichkeit...

Jetzt erhebe dich bitte und spüre dabei in deinen Knochen und in deiner Muskulatur, wie du die Schwerkraft überwinden musst... Fang an im Raum herumzugehen, und achte bei jedem Schritt darauf, wie die Schwerkraft dein Bein und deinen Fuß nach unten zieht... Schau dich im Raum um und bemerke, wie alles durch die Schwerkraft an seinem Platz gehalten wird... wie alles seine Ordnung gefunden hat...

Benutze bitte, wenn du weitergehst, deine Phantasie und stell dir vor, dass du dich durch das Feld der Schwerkraft bewegst, wie ein Fisch, der durch das Wasser schwimmt.

Und während du noch ein paar Augenblicke weiter im Raum herumgehst, kannst du dich emotional entlastet fühlen. Die Schwerkraft, von der wir so wenig wissen, ist zuverlässig, zeitlos und immer wieder ein Wunder... (2 Minuten)

Bleib nun bitte stehen... Atme einmal tief aus und schüttle Arme und Beine aus, damit du in dein Alltagsbewusstsein zurückkehren kannst.

9. Gehen und meditieren

Die Idee bei dieser Bewegungsmeditation ist einfach: Wir bekommen Gelegenheit, Energie zu tanken, und zwar durch alle unsere Sinne. Wir legen ein kleines Energiedepot an und verzichten für eine Weile darauf, Energie in unsere Umgebung zu investieren.

Anleitung

Schüttle zu Beginn deinen Körper ein wenig aus... Dann stell dich bequem hin, lass deine Schultern nach unten fallen, beuge leicht die Knie und wende deine Aufmerksamkeit nach innen in deinen Körper. Kannst du spüren, wo dein Schwerpunkt liegt? Kannst du dein Becken so halten, dass dein Schwerpunkt bequem zwischen beiden Füßen liegt?...

Atme nun einmal tief aus und lass dann die Luft ganz von selbst langsam in deine Lunge hineinströmen und zunächst den Bauch, dann die Brust füllen...

Sprich ein paar freundliche Worte zu deinem Körper und bitte ihn, in den nächsten Minuten natürlich und gleichmäßig weiterzuatmen...

Beginne im Raum herumzugehen, mit ruhigen Schritten... und achte bewusst auf deine Umgebung. Schalte nacheinander alle deine Sinne ein, damit du eine lebendige Verbindung zu deiner Umgebung spürst... Beginne bei den Farben... bemerke ihre Nuancen... Lichter und Schatten... die Vielfalt von Konturen und Formen...

Öffne auch deine Ohren und fange die Vielfalt der Klänge auf, einige scharf und deutlich, andere eher gedämpft und wie durch Watte...

Konzentriere deine Aufmerksamkeit auch auf deine Haut. Spüre, wie die Luft dich umströmt. Nimm all die winzigen Duftpartikel wahr, die du einatmest, während du ruhig und stetig im Raum herumgehst...

Jeder Schritt verbindet dich verlässlich mit dem Boden unter dir. Dieser Kontakt kann so beruhigend und stärkend sein... Lass in deinen unsichtbaren Fußspuren etwas zurück von den Belastungen des Tages und dem Stress, den du jeden Tag in dir ansammelst...

Und während du weiter im Raum spazieren gehst, bemerke, dass deine Wahrnehmung feiner und sensitiver wird... Bemerke wie die Farben im Raum lebendiger wirken... wie du immer genauer hinhörst... alle deine Sinne werden offener, wenn du dich für deine Umgebung öffnest...

Vielleicht bemerkst du inzwischen sogar, dass die Luft einen Geschmack hat; vielleicht bemerkst du das Strömen von elektrischer Energie in deinen Nervenbahnen; vielleicht bemerkst du hier und da ein Kribbeln in deiner Muskulatur...

Die ganze Welt kann interessanter werden für dich, wenn du deine Sinne öffnest. Du kannst sogar deine Brust öffnen und dir vorstellen, dass du die Luft beim Einatmen bis in dein Herz strömen lässt. Lass dein Herz weit und liebevoll werden...

Auch deine Füße können so viel empfindsamer werden. Sie können bemerken, wie die Erde dich unterstützt; und vielleicht spürst du beim langsamen Abrollen deiner Füße sogar das Vibrieren des Planeten unter dir, den Rhythmus der Erde, die in ihrer Tiefe immer noch die heiße Energie ihres Anfangs speichert... Lass von dieser unendlichen Energie der Erde eine kleine Portion in dich hineinströmen, bei jedem Schritt...

Jeder Schritt ist ein Geschenk, jeder Atemzug ist ein Geschenk. Du kannst jede Farbe und jeden Ton dankbar genießen und dich darüber freuen, dass alle deine Sinne diesen Reichtum bemerken und in dir Lebensfreude und Glück wecken...

Spüre, dass du dich immer von Neuem mit der Energie deiner Umgebung versorgen kannst. Nötig dazu ist nur deine Aufmerksamkeit und deine Offenheit. Dann spürst du, dass die ganze Welt dir gehört und dass du selbst der ganzen Welt gehörst, dass du ein Teil bist in dem großen Kreislauf und den unendlichen Verwandlungen...

Und nun bleib bitte stehen und atme einmal tief aus. Speichere alles im Gedächtnis, was in Zukunft wichtig für dich ist, und kehre auf deinen Platz zurück, erfrischt und wach.

10. Das Gesicht

Wenn wir meditieren oder in eine leichte Trance gehen, dann ist damit immer eine körperliche Entspannung und eine Entlastung von Kreislauf und Nervensystem verbunden. Wir lassen Stress von uns abfallen und schöpfen frische Kraft. Dadurch ist mit einer «tiefen Entspannung» auch Genuss verbunden.

Anleitung

Kommt bitte zu zweit zusammen. Einigt euch, wer A und wer B sein soll. Dann setzt euch auf euren Stühlen einander gegenüber, sodass ihr euch anschauen könnt.

Nun soll zunächst B die Augen schließen und A kann das Gesicht des Partners betrachten. Jetzt hast du, A, die Erlaubnis, alle Details dieses Gesichtes zu studieren und dich in seine Landschaft zu vertiefen... Berge, Täler und Ebenen... Tu das alles ohne zu sprechen. Atme ruhig und gleichmäßig und genieße das Privileg, deinem Partner so nahe zu sein... (3 Minuten)

Nun kannst du das Gesicht deines Partners noch eingehender studieren. Nimm einen Finger und fang an, eine Skizze dieses Gesichtes anzufertigen, indem du, ohne es zu berühren, den charakteristischen Formen und Linien folgst und sie nachzeichnest, so als ob du eine Bleistiftskizze anfertigen würdest... Während du das tust, versuche herauszufinden, welche Seite des Gesichts dir weicher zu sein scheint... (2 Minuten)

Konzentriere dich nun bitte auf die Seite des Gesichts, die weicher ist. Zeichne wiederum mit einem Finger Linien und Profile nach, doch diesmal sollst du diese Seite des Gesichts ganz leicht berühren... Stell dir vor, dass diese Berührung das Gesicht erfrischt und ihm das schenkt, was es sich wünscht: Respekt, Wärme, Beachtung und Anerkennung... (2 Minuten)

Verabschiede dich mit einer nonverbalen Geste von dem Gesicht. Lass deinem Partner eine Minute Zeit, um das Erlebnis ausklingen zu lassen.

B soll nun die Augen wieder öffnen, sodass ihr euch in die Augen schauen könnt. In der nächsten Runde werdet ihr die Rollen wechseln.

Jetzt ist B an der Reihe, das Gesicht von A zu betrachten, während A die Augen geschlossen hält. (Weiter wie oben beschrieben.)

Erzählt einander, was ihr während dieser Meditation erlebt habt. Berichte deinem Partner, was dir an seinem Gesicht aufgefallen ist... Was hat dazu beigetragen, dass die eine Seite dir weicher zu sein schien? Berichte auch, was du empfunden hast, als du das Gesicht berührt hast bzw. als dein eigenes Gesicht berührt wurde. Wie war es für dich, Nähe und Aufmerksamkeit auf diese Weise miteinander zu verbinden?... (5 Minuten)

11. Bewusst gehen

Auch bewusstes Gehen kann uns schnell und wirksam entspannen. Indem wir uns auf die Wahrnehmung unseres Körpers konzentrieren, schaltet unser Bewusstsein um auf das Hier und Jetzt. Kummer und Sorgen treten zurück. Wir können genießen, dass wir lebendig sind.

Anleitung

Schieb deinen Stuhl zur Seite und stell dich mit geschlossenen Augen in den Raum... Bemerke, wie du stehst. Achte vor allem darauf, wo du dich angespannt fühlst, und versuche die Anspannung zu lösen... (1 Minute)

Konzentriere deine Aufmerksamkeit nun auf deine Füße und Beine und auf den Kontakt, den du mit dem Boden hast... Bitte verändere die Position deiner Füße jetzt nicht, sondern bemerke einfach, wie dein Gewicht zwischen beiden Füßen verteilt ist... Finde dann heraus, ob dein Gewicht vor allem auf den Fersen lastet oder vorn auf den Fußballen...

Hast du den Eindruck, dass der größere Teil deines Gewichts auf der Innenseite deiner Füße lastet oder auf der Außenkante?... (1 Minute)

Bemerke auch alle Unterschiede zwischen beiden Füßen... Ist einer deiner Füße stärker als der andere?... Fühlt sich ein Fuß wacher und der andere eher erschöpft an?... Welchem deiner beiden Füße schenkst du im Alltag mehr Aufmerksamkeit?... (1 Minute)

Achte jetzt bitte darauf, wie sich deine beiden Beine fühlen. Kannst du irgendwelche Unterschiede zwischen ihnen feststellen?... Trägt ein Bein die Hauptlast deines Körpers?... Hat ein Bein eine deutlichere Verbindung mit dem Fuß?...

Du kannst jetzt, immer noch mit geschlossenen Augen, Füße und Beine etwas bewegen und dabei beobachten, wie sich dein Kontakt mit dem Boden entwickelt. Wie fühlen sich Beine und Füße an, wenn du dein Gewicht verlagerst?...

Öffne nun bitte die Augen und fang an, langsam im Raum herumzugehen. Bemerke, wie deine Füße den Boden berühren und wie du ausschreitest. Ist dein Schritt deutlich zu hören oder eher leise? Trittst du energisch auf oder eher tastend und vorsichtig? Zeigen deine Fußspitzen beim Gehen nach außen, nach innen oder geradeaus? Was ist das Charakteristische an deiner Art zu gehen?... (1 Minute)

Bewege dich nun bitte in deiner normalen Geschwindigkeit. Achte darauf, was Füße und Beine tun... Und nun geh einen Moment schneller... Und nun geh eine Weile besonders langsam... Geh nun wieder in deiner natürlichen Geschwindigkeit...

Wie hat sich deine Stimmung beim bewussten Gehen entwickelt? Fühlst du dich jetzt ruhiger?... Ausgeglichener?... Tatkräftiger?...

Bleib zum Schluss bitte dort stehen, wo du gerade bist, und schließ die Augen. Spüre einen Augenblick deinen ganzen Körper, spüre deinen Atem...

Und ehe du zu deinem normalen Bewusstsein zurückkehrst, kannst du deinen Beinen und Füßen danken, dass sie dich überallhin tragen und dich beweglich und frei machen.

12. Die Murmel

Dies ist eine sichere Methode, um physisches Unwohlsein, negative Gedanken und trübe Gefühle aufzulösen. Wir kombinieren verschiedene Sinne und konzentrieren unsere Aufmerksamkeit dabei auf eine Murmel. Wenn wir Schmerzen haben, unruhig sind, uns nicht konzentrieren können, dann haben wir in der Murmel einen geduldigen Gefährten, der uns hilft, unser emotionales Gleichgewicht wiederzufinden.

Sie benötigen dafür mittelgroße Glasmurmeln, aber Sie können auch andere Objekte benutzen, z.B. kleine Kieselsteine, die das Wasser rund geschliffen hat, oder polierte Halbedelsteine aus Bergkristall, Rosenquarz o.Ä.

Anleitung

Bitte kommt alle zu mir und sucht euch aus der Schale eine schöne Murmel aus... Wähle dir eine Murmel, die du gern behalten möchtest. Wähle eine Murmel, die genau die richtige Größe und Farbe hat und die dir gut in der Hand liegt. Dann nimm Platz auf deinem Stuhl und halte die Murmel in einer Hand. Vielleicht erinnert sie dich an deine Kinderzeit, an Spiele mit anderen Kindern. Vielleicht fallen dir deine eigenen Kinder ein oder deine Enkelkinder...

Halte die Murmel zwischen den Fingern und rolle sie ein wenig hin und her... Bemerke, wie das Licht immer neue Farben darin aufscheinen lässt, wenn du sie in der Hand bewegst. Vielleicht stellst du auch leichte Unebenheiten auf der Oberfläche der Murmel fest. Mach dir klar, dass auch etwas Schönes wie diese Murmel nicht perfekt sein muss, und dass dieses Objekt dennoch eine spezielle Bedeutung für dich bekommen kann.

Nun kannst du dir von der Murmel helfen lassen, dich zu entspannen. Während du sie betrachtest, können deine Augen zur Ruhe kommen... Lass deine Lider schwer werden... Vielleicht verschwimmen die Konturen der Murmel jetzt vor deinen Augen... Dann kannst du deinen Augen erlauben, sich zu schließen. Berge die Murmel gut in deiner Hand, damit sie nicht zu Boden fällt... Bemerke, dass sich die Murmel jetzt viel wärmer anfühlt. Du kannst dir vorstellen, dass sich die Farben im Glas durch die Wärme deiner Hand verändern... Spüre dieses warme, feste, schöne Objekt in deiner Hand und lass es langsam dein ganz persönliches Eigentum werden...

Du bist für diese Murmel zuständig, du hütest sie in deiner Hand, und dafür hilft die Murmel dir, dich zu entspannen... Du hütest die Murmel, und die Murmel hütet dein Wohlbefinden... Sie schenkt dir Ruhe und eine angenehme Konzentration... Und immer wenn dein Geist wandert, wenn irgendwelche Gedanken oder Gefühle durch dein Bewusstsein ziehen, dann konzentriere dich erneut auf die Murmel in deiner Hand, auf ihre Wärme, ihre gleichmäßige Oberfläche und auf ihre Festigkeit.

Du kannst diese Murmel behalten und immer, wenn du dich gründlich entspannen willst, kannst du sie in die Hand nehmen und die Augen schließen. Und jedes Mal, wenn du die Murmel in die Hand nimmst, wirst du dich schneller und gründlicher entspannen, und wenn du entspannt bist, dann kannst du nicht ärgerlich oder ängstlich sein, nicht aufgeregt oder lustlos. Mit der Murmel kannst du Entspannung verbinden, und die Entspannung führt zu einer Veränderung in deinem Gefühl, in deinen Gedanken, in deinem Verhalten. So wirst du nach und nach eine besondere Beziehung zu deiner Murmel entwickeln...

Öffne die Augen und nimm die Murmel wieder zwischen deine Finger. Roll sie ein wenig hin und her. Spüre ihre glatte Oberfläche; sieh, wie das Glas das Licht reflektiert, wie die Farben sich verändern. Schließ noch einmal deine Augen und entspanne dich noch tiefer, noch gründlicher... Schließ deine Hand um die Murmel und spüre, wie viel Wohlbefinden sie dir schenken kann, Wohlbefinden, das noch eine Weile anhält, wenn du die Murmel aus der Hand legst...

Atme nun einmal tief aus und öffne deine Hand, sodass die Murmel auf deiner Handfläche liegt. Öffne in deinem Rhythmus die Augen und sei wieder hier, erfrischt und wach.

Richte es so ein, dass du die Murmel jeden Tag ein paar Mal benutzt. So wird sie zu einem zuverlässigen und treuen Begleiter für dich.

13. Musik des Alltags

Wenn wir uns auf Klänge und Geräusche konzentrieren, dann erzielen wir damit eine besondere Wirkung. Wir erzeugen das Empfinden von Weite. Viele Meditationen haben eine introspektive Qualität und führen uns aus der Welt zurück nach innen. Wenn wir auf Töne achten, dann führt uns das nach außen. Wir können uns dabei entspannen und gleichzeitig eine Harmonie mit unserer Umgebung erleben. Für eine solche Klangmeditation reichen uns die Zufallsgeräusche aus unserer Umgebung. Wir hören verschiedene Geräusche und wir können ahnen, welches Geräusch uns näher, welches uns ferner ist. Wir bemerken den räumlichen Abstand zwischen den verschiedenen Klängen; und wenn ein Klang verschwindet, dann spüren wir ihm automatisch nach. Auf diese Weise bekommen wir das Gefühl der Weite und Leere. Das hilft uns, auch unseren Geist leer zu machen. Wir sind wach und warten auf den nächsten Ton, und diese Konzentration beschäftigt uns so sehr, dass wir Gedanken und Gefühle ausblenden. Unser Bewusstsein auf Klänge zu fokussieren, ist eine sehr wirksame Möglichkeit, innere Stille zu erzeugen.

Das aufmerksame Zuhören hat noch eine andere Auswirkung. Es zeigt uns, in welcher Verfassung wir gerade sind. Wenn wir uns angespannt fühlen, werden wir viele Töne hören, die wir unangenehm und störend finden; wenn wir uns entspannt haben, erleben wir dieselben Klänge oft als erträglich oder sogar als angenehm.

Anleitung

Hier eine weitere Kurzmeditation, die wenig Zeit beansprucht und sehr wirksam ist. Meist reichen ein paar Minuten, und du bist von einem Gefühl großer innerer Ruhe erfüllt. Der Stress, der eben noch auf dir lastete, ist wie weggeblasen. Natürlich hat sich in der Welt nichts verändert, aber du hast dich verändert. Wenn du ruhig und ausgeglichen bist, fühlst du dich den meisten Problemen gewachsen.

Diese Meditation trägt den Namen «Musik des Alltags». Du kannst sie überall und in verschiedenen sozialen Situationen praktizieren; dabei überlässt du es deinen Ohren, dich zu entspannen:

Setz dich bequem hin und atme einmal tief aus. Betrachte dieses tiefe Ausatmen als Bitte an deinen Körper, gründlich und gleichmäßig weiterzuatmen...

Wende dich nun der akustischen Landschaft zu, die dich umgibt. Du hörst verschiedene Geräusche – ganz nah, weiter weg und in der Ferne... Und wenn du dich darauf konzentrierst, wirst du Dinge hören, die du sonst nicht bewusst wahrnimmst. Es ist nicht nötig, dass du dich dafür besonders anstrengst. Lass Klänge und Töne von allen Seiten einfach zu dir kommen und folge ihnen bis zu dem Punkt, wo sie ausklingen. Manchmal entdeckst du einen neuen Ton in dem Moment, wo er beginnt. Bemerke, wie vielfältig die Klänge sind; bemerke die verschiedenen Klangfarben und Rhythmen. Höre alle diese Töne so, als ob es sich dabei um Musik handelte. Einiges davon wirkt vielleicht improvisiert, anderes wie geordnete Klangmuster. Schenk den freien Räumen zwischen den einzelnen Klängen besondere Aufmerksamkeit. Bemerke das Gefühl der Weite und Freiheit, das hier entsteht...

Richte deine Aufmerksamkeit zwischendurch immer wieder kurz auf deinen Atem und auf deinen Körper. Bemerke den Prozess der Entspannung und der Erholung...

Und wenn die «Musik des Alltags» ihr gutes Werk getan und dich entspannt hat, dann kannst du mit deiner Aufmerksamkeit wieder zur Arbeit dieser Gruppe zurückkehren.

14. Schönheit der kleinen Dinge

Es ist überraschend, wie oft wir im Alltag etwas als schön emfinden – die Blüten an einem Busch, die phantasievolle Gestalt einer Regenwolke, die Farbe eines Kleidungsstücks oder die perfekte Kontur eines Ohres. Manchmal reizt uns diese Schönheit: Dann wollen wir das schöne Objekt berühren oder für uns haben. Wir können ein schönes Objekt jedoch auch als Gegenstand der Meditation und zu Kontemplation und Entspannung benutzen. In der Regel genügen uns schon zwei oder drei Minuten, um uns durch den visuellen Genuss zu entspannen.

Diese Meditation können wir überall realisieren. Wenn wir an irgendeinem Platz sind, wo ein akuter Mangel an schönen Objekten herrscht, dann können wir uns mithilfe unserer Phantasie irgendein schönes Objekt vorstellen. Paradoxerweise können sich manche Menschen viel schneller entspannen, wenn sie die Augen offen haben. Für diese ist ein visuelles Objekt der ideale Fokus für ihre Aufmerksamkeit. Erst nach zwei oder drei Minuten entsteht dann der Wunsch, die Augen zu schließen und in eine tiefere Trance hineinzugehen.

Wenn wir ein schönes Objekt für unsere Entspannung benutzen, dann hat das noch einen weiteren Vorteil: Die Betrachtung von etwas Schönem führt fast immer dazu, dass wir auch uns selbst als wertvoll und «schön» erleben. Unsere Selbstachtung bekommt dabei eine indirekte Bestätigung.

(Oft ist es hilfreich, wenn der Gruppenleiter auf einem kleinen Tisch eine Sammlung reizvoller Objekte bereithält und den Tisch in die Mitte des Kreises stellt. Bewährt hat sich eine Mischung aus Naturobjekten und Artefakten, z. B.: ein paar Blumen, eine Kerze, eine Muschel, ein schöner Stein, ein seidenes Tuch, eine kleine Skulptur etc.)

Anleitung

Hier eine weitere Kurzmeditation, die dich entspannen und deine Stimmung heben wird. Alles was du dafür brauchst, sind deine Augen und ein schönes Objekt, das du zwei oder drei Minuten betrachten kannst.

Setz dich gerade hin und atme einmal tief aus, als Signal für deinen Körper, natürlich und stetig weiterzuatmen.

Lass dich von einem schönen Objekt in diesem Raum finden und betrachte es in aller Ruhe...

Du kannst deinen Geist wie einen Zoom benutzen und das Objekt mental vergrößern... Lerne das Objekt langsam und spielerisch kennen – seine Farbe, seine Form, seine Oberfläche... Atme beim Betrachten ruhig und lass deine Augen sanft blicken. Wenn du bemerkst, dass dich irgendetwas ablenkt, dann kehre einfach mit deinem Blick zu dem schönen Objekt zurück.

Starre das Objekt nicht an, sondern mach deinen Blick weich. Lass dein Auge von dem schönen Anblick füllen. Es geht nicht darum, das Objekt zu analysieren. Lass dich vielmehr davon erobern. Betrachte den Gegenstand deiner Wahl mit verliebtem Blick.

Wenn du willst, benenne jetzt dein Objekt oder dein Gefühl oder beides. Wenn du möchtest, spiele mit deinen Assoziationen: Woran erinnert dich das Objekt?... Kannst du hören, was das Objekt dir sagt?... Wenn du willst, kannst du eine Weile die Augen schließen und das Objekt aus dem Gedächtnis betrachten.

(Geben Sie jetzt noch eine Minute Zeit)

Komm nun mit deiner Aufmerksamkeit wieder zurück zur Gruppe.

15. Urlaub in der Südsee

Hier laden wir unsere Teilnehmer zu einer Phantasiereise ein, die alle Sinne einbezieht. Sie kann zu einer angenehmen Entspannung führen.

Anleitung

Tagträume sind deshalb so gesund, weil sie dafür sorgen können, dass Anspannung und Stress sich auflösen und wir uns regenerieren. Für eine tiefe Regeneration benötigen wir ungefähr zehn Minuten. In dieser Zeit kann der gesamte Organismus zur Ruhe kommen und einen kurzen Erholungsprozess durchlaufen. Anschließend sind alle unsere Systeme wieder bereit, uns bei unseren Projekten zu unterstützen.

Die Phantasiereise, zu der ich dich jetzt einladen möchte, wird ungefähr zehn Minuten dauern. Sie führt dich auf eine wunderschöne Insel im Stillen Ozean, in ein Land voller Schönheit und Kreativität, voller Träume und Abenteuer.

Mach es dir auf deinem Platz bequem, im Sitzen oder im Liegen... Atme einmal tief aus, als Signal für deinen Organismus, auf seine Weise natürlich und regelmäßig weiterzuatmen... Achte darauf, dass dein Rücken gerade ist, dass Kopf, Nacken und Wirbelsäule eine Linie bilden, und schließ dann deine Augen...

Stell dir vor, dass du am Strand entlanggehst und aufs Meer hinausschaust, das silbriggrün schimmert wie Perlmutt...

Der Himmel ist tiefblau, die Sonne strahlt golden und der warme Sand unter deinen nackten Füßen leuchtet weiß im Sonnenlicht...

Hinter dem Strand steigen bizarre Felsen auf, die von niedrigen Bäumen und Büschen bewachsen sind...

Auf dem Meer siehst du ein paar Fischerboote... und du hörst, wie die Wellen sanft auf den Strand plätschern... Es ist beinahe windstill. Wenn du einatmest, hast du das Aroma von Salz und Tang in der Nase... Du beugst dich zum Wasser und schöpfst etwas davon mit der Hand. Dann riechst du daran und nimmst einen kleinen Schluck in den Mund... Das Wasser ist angenehm kühl, aber es schmeckt dir zu salzig, um mehr davon zu trinken...

Du bleibst einen Augenblick stehen und konzentrierst dich auf die Musik des Meeres. Du hörst die Schreie der Möwen... das Tuckern eines Bootes... und ein sanftes Rauschen, das du dir nicht erklären kannst. Du empfindest immer stärker, dass das Meer dich lockt. Du legst deine Kleider ab, gehst ins Wasser und schwimmst hinaus. Die Temperatur des Wassers ist angenehm, und du genießt das Gefühl, vom Wasser getragen zu werden...

Du bekommst Lust, zu einem der Fischerbote zu schwimmen, die vor der Küste liegen. Vielleicht kraulst du, vielleicht lässt du dir Zeit und wählst einen ruhigeren Schwimmstil... Ab und zu nimmst du etwas Wasser in den Mund und spuckst es als kleine Fontäne wieder aus... An der Seite des Bootes hängt ein Netz ins Wasser und du kannst daran bequem an Bord steigen... Der Fischer begrüßt dich und sieht dich freundlich an... Er startet nun den Motor und nimmt Kurs auf eine Insel in der Nähe... Du genießt, wie das Boot auf den Wellen tanzt, in einem stetigen Rhythmus. Die Luft hier draußen riecht noch stärker nach Salz und Tang, und der Fahrtwind wirbelt deine Haare durcheinander. Am Ufer der Insel erkennst du flache Häuser mit kleinen Fenstern, mit bunt gestrichenen Wänden – in kräftigem Rosa, dunklem Gelb, hellem Blau...

Kurz bevor das Boot in den Hafen einläuft, springst du von Bord und schwimmst ans Ufer. Du musst über einige große Felsbrocken klettern, bis du einen schmalen, mit Kieseln übersäten Strand erreicht hast... Dort findest du den langen, schmalen Pfad, der von exotischen Büschen gesäumt ist, die du nicht kennst... Ihre weißen Blüten verbreiten einen starken Duft, der dich an Jasmin erinnert... Der Weg führt dich zu einem Weinberg mit violetten Trauben, die von der Sonne ganz warm sind. Du probierst von den Trauben. Sie sind zuckersüß... Du kommst zu einer Gruppe von Zimtbäumen. Der magische Duft von Zimt hüllt dich ein. Du brichst etwas von der Rinde ab und kaust darauf. Dir fallen Speisen und Getränke ein, die mit Zimt gewürzt werden – Yogi-Tee, Zimtsterne, Milchreis vielleicht, oder auch ein indisches Lammragout... In einem Wäldchen findest du einen steinernen Ziehbrunnen... Du ziehst den Eimer nach oben und trinkst das kühle, klare Quellwasser... Das Wasser hat keinen Geschmack, aber es wirkt gegen Hunger und Durst... Du legst dich in den Schatten der Zimtbäume auf den trockenen warmen Boden und schließt die Augen... In der Ferne hörst du eine Glocke, die die Mittagsstunde ankündigt. Als der Ton verklungen ist, schläfst du ein und beginnst zu träumen. Schon nach kurzer Zeit bemerkst du, dass dies ein Traum ist, bei dem du deutlich weißt, dass du träumst, und in dem du Einfluss auf das nehmen kannst, was geschieht... Welchen Traum möchtest du in den nächsten drei Minuten träumen? Du bist vollständig frei. Du bist der Regisseur deines Lebenstraumes...

Nun wird es Zeit, dass du von deiner Insel wieder hierher zurückkehrst. Merke dir alles gut, den Weinberg und die Zimtbäume. Bewahre von deinem Traum auf, was dir bemerkenswert und wertvoll zu sein scheint, und besonders auch das, was du noch nicht verstanden hast...

Öffne in deinem Rhythmus die Augen. Reck und streck dich ein wenig und sei wieder hier, erfrischt und wach.

16. Die Morgensonne

In dieser Phantasiereise erleben wir die magische Zeit des Sonnenaufgangs. Wir haben die Dunkelheit der Nacht und ihre Gefährdungen überstanden und warten jetzt darauf, dass unser Leben weitergeht, ja noch mehr, dass es sich intensiv entfaltet und Frucht bringt.

In der kommenden Phantasiereise begeben wir uns wieder ans Meer, zur Urmutter des Lebens und der Kreativität.

Anleitung

Mach es dir an deinem Platz bequem – im Liegen oder im Sitzen. Achte darauf, dass dein Rücken gerade ist, dass Kopf, Nacken und Wirbelsäule auf einer Linie liegen. Schließ deine Augen und atme einmal tief aus... Lass dich von jedem weiteren Atemzug tiefer und tiefer entspannen...

Stell dir vor, dass es die Zeit der Morgendämmerung ist. Du bist irgendwo an einem Strand. Spiegelglatt liegt das Meer und die letzten Sterne reflektieren sich darin, ehe sie immer blasser und schließlich unsichtbar werden...

Spüre, wie frisch und rein die Luft ist. Es tut gut, diese kühle, salzige Luft einzuatmen... Schau auf das Wasser, schau auf den milchigen Himmel, an dem nur noch die Sichel des abnehmenden Mondes zu sehen ist...

Lass dir Zeit, dieses Schweigen vor Sonnenaufgang zu genießen... diese Stille, in der so viele Möglichkeiten auf dich warten... (1 Minute)

Langsam verwandelt sich die Dunkelheit und es erscheinen Farben. Der Himmel am Horizont wird erst rot, dann wird er golden... Und nun erreichen dich die ersten Strahlen der Sonne. Du schaust zu, wie die Sonne langsam aus dem Wasser auftaucht...

Jetzt ist schon die Hälfte der Sonnenscheibe sichtbar und du kannst ihr Spiegelbild auf dem Wasser sehen... einen Pfad aus hellem, goldenem Licht, der von dir bis in das Herz der Sonne führt...

Dieses goldene Licht zieht dich magnetisch an, und du möchtest es stärker und stärker spüren – mit deiner Haut und mit deiner ganzen Existenz. Du hältst eine Hand in das Wasser und findest die Temperatur sehr angenehm. Du beschließt ein Bad zu nehmen. Deine Kleidung ist schnell abgelegt und dann tauchst du ein in das Meer... Du fühlst dich leicht und geborgen... Du kannst diese Minuten genießen und ein besonderes Glück empfinden. Langsam schwimmst du der Sonne entgegen, in diesem Korridor aus goldenen Strahlen... Du fühlst dich vom Meerwasser ebenso berührt wie von den Strahlen der Morgensonne. Ohne Anstrengung gleitest du durch das Meer, und jede Bewegung ist angenehm, erfrischend und heilsam...

Du schwimmst immer weiter der Sonne entgegen, und dabei bemerkst du eine Veränderung in deinem Bewusstsein... Du spürst das Wasser weniger und das Erlebnis des Lichtes wird stärker. Du fühlst dich vollständig eingehüllt in ein göttliches, goldenes Licht, das deinen Körper bis in die tiefsten Winkel durchdringt... Dein Körper badet nun in der unendlichen Energie der Sonne... Deine Gefühle werden weit und sind durchdrungen von der Wärme des Lichts... Und dein Geist wird von der Helligkeit dieses Morgens erleuchtet...

In diesem Augenblick gibt es nichts, was du dir noch wünschen müsstest... Die Zeit bleibt stehen und du hast für eine kurze Weile das Empfinden, unsterblich zu sein... Später wirst du dir sagen: «An diesem Morgen war ich vollkommen glücklich.» (30 Sekunden)

Gestatte dir nun zurückzuschwimmen und deine Füße wieder auf den Boden des Alltags zu setzen. Bewahre in deinem Gedächtnis alles auf, was du nicht vergessen möchtest. Erinnere dich daran, dass du in dieser Phantasiereise vollständig allein warst und dass dein Glück von niemandem abhängig war. Einzig deine Bereitschaft, präsent zu sein, gab dir dieses Geschenk. Wenn du bereit bist, kannst du immer wieder solche Augenblicke des Glücks und der Erleuchtung erleben.

Atme nun einmal tief aus und reck und streck dich ein wenig. Öffne in deinem eigenen Rhythmus die Augen und sei wieder hier, erfrischt und wach.

17. Geschenke des Ozeans

Wenn wir in einer Phantasiereise dem Meer einen Besuch abstatten, dann ist das immer auch eine Einladung an unser Unbewusstes, sich Themen und Möglichkeiten zu widmen, die in unserem Alltag zu wenig Beachtung finden. Auch hier liegt eine Quelle für unseren Alltagsstress: Wir nehmen uns zu selten die Zeit, genauer hinzuhören und uns für die Bedürfnisse unseres Herzens, unserer Seele und unseres Geistes zu öffnen. Ein Besuch am Meer kann uns helfen, vernachlässigte Themen und Bedürfnisse aufzugreifen. Nach einem Sturm findet der Wanderer alle möglichen Formen von Strandgut. Das sind die Geschenke des Wassers, das unsere Neugier weckt und unseren Lebenswillen anregt.

In der folgenden Phantasiereise wird jeder Teilnehmer etwas finden, was für ihn persönlich relevant ist. Manchmal sind wir dann überrascht, aber Manches kommt uns auch vertraut vor. Jetzt können wir uns gründlicher mit unseren Ahnungen beschäftigen.

Anleitung

Mach es dir auf deinem Platz bequem und schließ die Augen. Sitze oder liege so, dass dein Rücken gerade ist. Atme nun einmal tief aus und bitte deinen Körper, natürlich und gleichmäßig weiterzuatmen, damit du dich von Atemzug zu Atemzug besser entspannen kannst.

Stell dir bitte vor, dass du irgendwo an der Küste eines Meeres stehst... Was ist das für eine Küste, die du dir ausgesucht hast bzw. die dich zu einem Besuch eingeladen hat?... Geh ein wenig herum und erkunde die Küste. Was spürst du unter deinen Füßen?... Beug dich hinab und berühre den Boden, um mehr über diese Küste zu erfahren... Geh auch ans Wasser und halte eine Hand hinein. Wenn du willst, kannst du mit deiner Zunge eine kleine Probe nehmen, um den Geschmack des Meeres an dieser Stelle kennenzulernen... Und wie riecht die Luft, die du hier atmest?... Wie ist das Wetter?... Wie ist der Seegang?... Wirst du von Seevögeln begleitet und kannst du ihre Schreie hören?... Geh eine Weile an der Küste entlang und sieh nach, was die Flut an Land gespült hat... Lass dir Zeit, um auf eigene Faust die Küste zu erkunden... Lass dich überraschen, was du hier alles entdecken kannst... (2 Minuten)

Bleib nun bitte stehen und schau weit hinaus auf das Meer. In welcher Verfassung ist der Ozean zu dieser Stunde?... Schau dich auch nach links und nach rechts um und bemerke, dass du hier am Meer wieder so neugierig wirst, wie du es aus deiner Kindheit kennst. Damals kam dir das Leben geheimnisvoll vor, und du hattest die Hoffnung, dass du all die Abenteuer bestehen würdest, die das Leben für dich bereithielt. Vielleicht hast du im Laufe der Jahre entdeckt, dass ein wichtiger Teil der Abenteuer in dir selbst liegt und in deiner Fähigkeit, dein Herz und deinen Geist zu öffnen...

Schau nun wieder aufs Meer hinaus, bis an den Horizont. Unterstütze deine Augen, indem du den Duft des Meeres prüfend in dich hineinziehst, und indem du deine Ohren spitzt, um besondere Geräusche aufzuspüren: vielleicht das Signalhorn eines Schiffes, vielleicht das gleichmäßige Geräusch von Schiffsmotoren. So haben vor dir schon viele auf das Meer hinausgeschaut: die Männer am Steuerruder oder im Ausguck, die Frauen am Kai, wenn sie darauf warteten, dass das Schiff mit ihrem Liebsten endlich in den Hafen einlaufen würde... (30 Sekunden)

Und während du in der Phantasie so wartest, wirst du bemerken, dass das geduldige Abwarten dir eine wunderbare Möglichkeit der Entspannung gibt... Dein Geist ist dabei ganz leer und bereit, das Neue zu entdecken, sobald es sich zeigt... Nun wird dein Warten belohnt. Ganz in der Ferne kannst du etwas sehen, das sich langsam auf dich zu bewegt, das von Wind und Wellen zu deinem Standort am Strand transportiert wird... Am Anfang ist es vielleicht mehr eine Ahnung und du bist unsicher, was das überhaupt sein könnte. Aber dann kommt dieses Objekt näher und näher an dich heran und du bist in der Lage zu erkennen, was es ist... Betrachte es ganz aufmerksam, wenn es immer näher herantreibt und am Ende den Strand berührt. Es ist ein überraschendes Geschenk des Ozeans... Tritt heran, vielleicht zögernd, vielleicht entschieden. Untersuche deinen Fund sorgfältig. Finde möglichst viel darüber heraus. Wenn du willst, kannst du dieses Treibgut auch an Land ziehen, um es noch besser untersuchen zu können... Geh herum und betrachte es von allen Seiten. Worum handelt es sich?... Wenn du willst, kannst du das Objekt auch berühren... Was spürst du dabei?... Kannst du erraten, welche Ereignisse dieses Treibgut an deinen Strand brachten?... Wozu hat dein Fund früher gedient?... Woher kommt er?... Was geschah in seiner Vergangenheit?... Welche Empfindungen hast du nun für deine Entdeckung?...

Du kannst nun dieses Objekt noch besser kennenlernen, indem du dich damit identifizierst. Wie bist du als dieses Objekt? Was sind deine

Eigenschaften?... Beschreibe dich, indem du z. B. sagst: Ich bin eine Flaschenpost... Wie fühlst du dich als dieses Objekt? Welche Umstände haben dich an diesen Ort am Meer gebracht?... Lass dir etwas Zeit, um dich in die Existenz dieses Objekts einzufühlen.

Sei nun wieder du selbst und schau noch einmal auf dein Treibgut am Strand. Kannst du jetzt irgendetwas erkennen, was du vorher übersehen hast? Haben sich deine Gefühle verändert?... Wirf noch einen letzten Blick auf diesen Platz an der Küste und bemerke, ob sich dort irgendetwas verändert hat...

Sag jetzt dem Meer und der Küste Adieu und verabschiede dich von deinem Fund. Wenn du das möchtest, kannst du dieses Geschenk des Meeres in deinem Gedächtnis aufbewahren, um dich später noch eingehender damit zu beschäftigen. Wenn du willst, kannst du jederzeit an diese Stelle an der Küste zurückkehren, um an dein Erlebnis anzuknüpfen oder um neue Abenteuer zu erleben.

Und nun komm mit deiner Aufmerksamkeit hierher zurück in diesen Raum. Reck und streck dich ein wenig und atme einmal tief aus. Öffne in deinem eigenen Rhythmus die Augen und sei wieder hier, erfrischt und wach.

Kapitel 4

HEILENDE ENERGIE

Reflexion

Wenn wir Stress erleben, Schmerzen haben oder krank werden, dann ist es besonders wichtig, dass wir die Energie unseres Körpers bewusst mobilisieren. Das können wir tun, indem wir uns auf unser Herz konzentrieren. Nicht nur im übertragenen Sinn, sondern ganz wörtlich. Das Herz ist ein zentrales Energiezentrum, das unsere Gesundheit erheblich beeinflussen kann. Indem wir eine Hand auf die Mitte unserer Brust legen, in Höhe des Herzens, stellen wir den Kontakt zu unserem Energiezentrum her. Dann kann sich unser Herz öffnen und liebevolle Energie erzeugen. Eine kurze Meditation kann dies erleichtern:

- Ich werde ganz still und atme langsam ein... und tief aus...
- Ich lege die Hand auf mein Herz...
- Ich konzentriere meine Gedanken auf einen Menschen, ein Tier oder auf ein Objekt, das ich liebe...
- Ich achte darauf, was ich in meinem Energiezentrum spüre: Wärme, Kälte, Weite, Enge, Freude oder Trauer...
- Ich beobachte, wie sich die Energie meines Herzens entwickelt...
- Ich genieße das Empfinden, dass die liebevolle Energie zu strömen beginnt...

Was ist das Geheimnis dieser Energie? Sie ist ein Geschenk des Lebens. Ich muss mich nicht anstrengen, um sie zu empfangen. Ich kann sie für mich verwenden, wenn ich bedürftig bin, und ich kann sie an andere Menschen weitergeben, die heilende Energie nötig haben.

Jeder kann lernen, liebevolle Energie zu schenken. Je häufiger wir es tun, desto leichter wird es uns fallen. Wenn ich mich gestoßen habe, lege ich die Hand auf die schmerzende Stelle und sende liebevolle Energie aus meinem Herzen dorthin. Dasselbe mache ich, wenn mein Kopf schmerzt oder wenn ich mich verbrannt habe. Was bewirke ich damit? In den meisten Fällen werde ich mich besser fühlen, ruhiger, vitaler. Mein Körper spürt die Unterstützung und kann sein Selbstheilungssystem leichter aktivieren.

Die klassische Medizin hat keine Erklärung für die heilsame Wirkung dieser subtilen Energie. Wir können damit jedoch die Arbeit des Arztes effektiv unterstützen. Auch bei unerklärbaren Symptomen kann diese Energie Wunder wirken. Wir verbessern damit unser Immunsystem. Und wenn wir die Energie nach außen, zu anderen Menschen, hinsenden, dann erweisen wir diesen damit einen Liebesdienst.

Zum Schluss noch eine «naturwissenschaftliche» Erklärung für die Heilkraft von Liebe und Mitgefühl. Beide mobilisieren im Körper das Hormon Oxytocin, das innere Ruhe, Geborgenheit und das Gefühl einer sicheren Bindung vermittelt. Dieser Zustand wirkt unserem Stress entgegen. Außerdem ruft Oxytocin positive Emotionen hervor und ein ruhiges Glücksgefühl. Die medizinische Forschung bestätigt also die große Bedeutung des Mitgefühls, das im Buddhismus, aber auch in der christlichen Tradition so hoch geschätzt wird. Das archetypische Bild für dieses Gefühl gibt es in allen Kulturen: die Mutter, die ihr neugeborenes Kind liebevoll im Arm hält.

Ich möchte diese Reflexion mit einem praktischen Rat schließen. Wenn wir uns leer, einsam oder erschöpft fühlen, sollten wir Zeit mit Babys oder Kleinkindern verbringen – als Babysitter, Geschichtenerzähler oder einfach als Beobachter. Ihr Lächeln, ihr Blick haben heilende Kraft.

1. Tiefe progressive Entspannung

In dieser Übung verbinden sich muskuläre Entspannung, Imagination und Meditation. Jeder kann diese außerordentlich wirksame Methode auch ganz privat anwenden. Dann empfiehlt es sich, die Anweisungen selbst auf einen Tonträger zu sprechen. Die Wirksamkeit wird erheblich gesteigert, wenn die Übung regelmäßig praktiziert wird, am besten täglich. Dann stellt sich schnell eine Verbesserung der physischen Gesundheit, der Belastbarkeit und eine Aufhellung der Stimmung ein. Wer eine gesundheitliche Krise überwinden muss und seine Wiederherstellung beschleunigen möchte, wird Folgendes feststellen:

- Die Leistungsfähigkeit des gesamten Organismus wird verbessert.
- Das Bewusstsein erhält eine ungewöhnliche Klarheit.
- Die persönliche Vitalität nimmt auf allen Ebenen zu bis in das Immunsystem.
- Die Patienten erleben innere Harmonie und neuen Optimismus.

Anleitung

Die folgende Übung kannst du immer anwenden, wenn du frische Kraft brauchst und wenn du deine Gesundheit wiederherstellen möchtest. Sie eignet sich vorzüglich, wenn du dich nervös fühlst oder gestresst, wenn du unter Schmerzen leidest und dich matt und erschöpft fühlst. Die regelmäßige Anwendung dieser Methode gibt dir ein vielleicht schon lange vermisstes Gefühl zurück: Vitalität und Lebensfreude. Dabei wirst du langsam deinen gesamten Körper entspannen und beleben. Du wirst frische Energie spüren und Kraftreserven aufbauen. Diese zusätzliche Energie ist die Grundlage für Heilung und innere Ruhe. Darum sind die 45 Minuten, die du für diese Methode brauchst, eine gute Investition.

Mach es dir auf dem Boden bequem und sorge für eine geeignete Unterlage. Wenn du im Bett liegen musst, dann wähle die Rückenlage, und streck deinen Körper ganz gerade aus.

Du wirst auf der Stelle bemerken, wie gut dir diese Methode tut, und bei jeder Wiederholung der Methode kannst du eine verstärkte Entspannung und Belebung entdecken.

Die beste Wirkung erzielst du, wenn du diese Übung täglich praktizierst. Das ist der kürzeste Weg, um deinem Körper zu helfen, frische Energie zu entwickeln und seine Selbstheilungskräfte zu mobilisieren.

Bitte achte darauf, dass du dich dabei angenehm warm fühlst. Stell dich darauf ein, dass dies auch eine Zeit der Erfrischung für deinen Geist und für dein Bewusstsein ist und viel zu schade, um dabei einzuschlafen. Halte daher deine Augen geöffnet, so wie du es tun würdest, wenn du an einem schönen Sommertag auf einer Wiese liegst und in den Himmel blickst.

Von Zeit zu Zeit darfst du kurz die Augen schließen, um ihnen eine Extraportion Ruhe zu schenken. Öffne sie anschließend wieder, um das Gefühl von Wachheit und Klarheit zu behalten. Diese Methode ist gleichzeitig eine Einladung zu Geduld. Geduld ist die andere Seite des Vertrauens... Vertrauen auf die Methode und Vertrauen zu dir selbst...

Und besonders wenn du mit chronischen Schwierigkeiten zu tun hast, wenn du physische oder seelische Schmerzen spürst, dann wird dir diese Methode helfen, indem sie die Spannungen auflöst und dir hilft, frisch und neugierig den nächsten Augenblick deines Lebens zu begrüßen. Diese Methode kann dir helfen, im Augenblick zu leben und mit allen Zellen deines Körpers das Geheimnis zu spüren, das sich hinter deinem Namen verbirgt.

Diese Methode kann dir Zuversicht schenken, Energie und innere Ruhe. Die Energie trägt zu deinem Wohlbefinden bei. Sie ist Voraussetzung für eine neue Lust am Leben.

Wenn du bereit bist, dann hole einmal tief Luft und atme sanft wieder aus. Bemerke dabei all die Stellen in deinem Körper, wo sich Energie regt; wenn du wieder tief einatmest, dann kannst du die Kraft des Lebens in dir spüren; und wenn du ausatmest, kannst du dich ein wenig entspannter und lockerer fühlen.

Bemerke, wie wunderbar dein Körper ist, mit all den unzähligen Zellen und dem fein verzweigten System von Blutgefäßen und Nervenleitungen. All das macht es für dich möglich, dass du deinen Körper erleben kannst, das Leben in ihm, das Pulsieren von Energie und den Rhythmus von Atmung und Herzschlag. Wenn du deinen Körper spürst, dann spürst du zugleich das Leben in deinem Kreislauf, in all den Flüssigkeiten, die durch deinen Körper strömen – so viele feine Vorgänge gleichzeitig, und auf eine geheimnisvolle Weise passt alles zusammen.

Und je deutlicher du das Leben in dir spürst, desto einfacher wird es für dich, dem Leben Vertrauen zu schenken. Jetzt darfst du dich sicher fühlen, du darfst dich öffnen und locker lassen, und vielleicht lösen sich dabei auch Unbehagen und Schmerzen, Kummer und Leid...

Sicher und ruhig kannst du mehr und mehr das Gefühl von Enge und Anspannung loslassen.

Diese Zeit gehört ganz allein dir und deiner Genesung, langsam und zuverlässig.

Schon bald wirst du dich Schritt für Schritt auf eine Reise durch den Körper begeben und dabei das Leben spüren, das sich überall in deinem Körper regt, von Kopf bis Fuß. Und wenn deine Muskeln locker werden, dann fließt dein Blut freier, und deine Nervenbahnen können mit neuer Leichtigkeit ihre Botschaften überallhin schicken.

Bemerke, wie sich das Leben in deinem ganzen Körper regt, vom Scheitel bis zu den Sohlen deiner Füße.

Beginne mit den Zehen deines linken Fußes und bewege sie sanft. Spüre das Leben in deinen Zehen, in den Muskeln, in den Gelenken und in den Knochen. Spüre all das, was du sonst übersiehst. Spüre die feinen Nervenbahnen in deinen Füßen, die alle so gut zusammenarbeiten und dir helfen, auch schwierige Wege zu gehen. Spüre einfach, wie viel Leben in deinem Fuß ist. Und wenn du eine Spannung feststellt oder einen Schmerz, dann kannst du zunächst versuchen, ihn genau zu lokalisieren, und dann lass einfach locker und gestatte deinen Muskeln und Bändern, schlaff zu werden und auszuruhen.

Spüre in deinem Fuß all die Arbeit, die er für deinen Körper in diesen Jahren getan hat, und gestatte deinen Muskeln, locker zu werden. Öffne, was geöffnet werden möchte; entspanne, was entspannt werden will. Vielleicht sind das Muskeln und Sehnen, die schon jahrelang angespannt waren. Wenn du ihnen jetzt Aufmerksamkeit schenkst, dann dürfen sie sich endlich erholen.

Spüre, wie gut das ist, für die Durchblutung und die Nerven deines Fußes.

Gehe nun mit deiner Aufmerksamkeit weiter nach oben in dein linkes Fußgelenk. Wenn du das tust, kannst du bemerken, dass von überall frische Energie dorthin strömt. Gönne auch deinem linken Fußgelenk eine Pause der Erholung. Spüre den Zustrom an Blut und Energie und die Verbindung mit der Lebenskraft in deinem Körper. Begrüße das Gelenk deines Fußes vielleicht zum ersten Mal seit vielen Jahren.

Lass nun dein Bewusstsein weiterwandern in den Unterschenkel deines linken Beines. Spüre die Muskeln deiner Wade und empfinde Dank, dass diese Muskeln so viel für dich geleistet haben. Wie viel Lasten haben diese Muskeln getragen? Fühle hier die Kraft, die dort sitzt, und dann kannst du auch hier locker lassen. Gestatte Muskeln und Knochen, sich zu öffnen für die Lebenskraft, die aus deinem ganzen Körper in deinen Fuß und in deinen Unterschenkel fließt. Entspanne dich dort. Lass alle Anspannung aus Muskeln und Nerven deines Unterschenkels hinausfließen; spüre neue Kraft und Stärke.

Nun geh weiter nach oben zu deinem linken Knie. Kannst du spüren, in welcher Verfassung dein linkes Knie ist? Eigentlich ist es ja ganz einfach für dein Bewusstsein, von einem Körperteil zum nächsten zu gehen und zu spüren, in welcher Verfassung dein Körper ist, was gelockert werden möchte, was sich Beachtung wünscht. Das ist auch Meditation, den eigenen Körper kennenzulernen. Und dein Körper kann viel Kraft sparen, er kann gesund werden, wenn du dich öffnest und entspannst.

Geh nun noch weiter nach oben in deinen linken Oberschenkel. Spüre seine Kraft und erinnere dich, wie zuverlässig dein Schenkel dich trägt; spüre seine Energie und lass alle Spannung, die dort vielleicht ist, hinausfließen. Lass dein ganzes linkes Bein locker werden. Vielleicht gab es dort Anspannungen, die du jahrelang ignoriert hast. Jetzt kannst du sie finden; jetzt kannst du dich um sie kümmern, wie es Eltern mit ihren Kindern tun. Spüre die großen und die kleinen Muskeln in deinem linken Fuß und in deinem linken Bein. Spüre die Harmonie, die hier möglich ist, und entspanne alle Muskeln und Bänder und gestatte Nerven und Blutgefäßen eine tiefe Erholung.

Vielleicht kannst du bemerken, dass dein Blut jetzt freier strömt und mit ihm deine Energie. Gestatte dir diese Offenheit; gestatte dir diese Erholung...

Geh mit deiner Aufmerksamkeit in deinen rechten Fuß. Spüre die Zehen in deinem rechten Fuß. Spüre das Leben in jedem einzelnen Zeh. Bemerke weiterhin die Empfindungen in deinem gesamten linken Bein. Die Lebenskraft deines linken Beines begleitet dich, während du dich jetzt auf dein rechtes Bein konzentrierst. Und alles, was du bisher wahrgenommen hast, das bleibt in deinem Bewusstsein, wenn du an anderen Stellen deinen Körper erkundest, Spannungen auflöst und frische Kraft entwickelst. Wenn du locker machst, was locker sein möchte, wenn du auf deine eigenen Bedürfnisse eingehst, dann sorgst du für eine gesunde Entwicklung und für ein neues Leben.

Bemerke die kleinen und großen Knochen in deinem rechten Fuß und die Energiefelder um sie herum. Bemerke den Ballen dieses Fußes und dein Fußgewölbe. Erinnere dich an all die Arbeit, die dieser Fuß für dich getan hat. Spüre, wie er dir so lange Zeit schon gedient hat. Bemerke die empfindliche Fußsohle, die dein Gewicht getragen und dafür gesorgt hat, dass du sicheren Halt gefunden hast. Vielleicht möchtest du deinen Fußsohlen in Zukunft etwas mehr Aufmerksamkeit schenken und sie ab und zu sanft massieren. Damit kannst du dir ein großes Geschenk machen.

Geh weiter in dein rechtes Fußgelenk und in deinen rechten Unterschenkel. Spüre Fleisch und Knochen. Öffne alle Muskeln und sorge dafür, dass Blut und Energie wieder frei fließen können... Lass neue Energie in die rechte Seite deines Körpers strömen. Öffne alles, was hier geöffnet werden möchte. Gestatte deinen Muskeln eine Spannung nach der anderen aufzulösen, damit der Strom des Lebens überallhin gelangt in dein Fleisch und in deine Knochen. Du kannst die Energie überall spüren, du kannst sie überall willkommen heißen. Lass locker, was locker sein möchte, und spüre, wie Entspannung es dir möglich macht, mehr und mehr Energie zu entwickeln.

Geh nun mit deiner Aufmerksamkeit in dein Knie und zu den Empfindungen in diesem erstaunlichen Gelenk. Geh weiter in deinen Oberschenkel. Und je weiter du durch deinen Körper spazieren gehst, desto lebendiger fühlst du dich. Es gibt so viele Ressourcen in deinem Körper, die auf dich warten, die bereit sind, dein Leben und deine Heilung zu unterstützen. Das Geheimnis von Lebenskraft und Heilung liegt in der Entspannung. All das Leben, das es in dir gibt, kannst du nur bemerken, wenn du aufmerksam bist und wenn du locker lässt. Es ist alles leichter für dich, wenn du dem Leben vertraust und der Weisheit deines Körpers.

Diese Methode wirkt am besten, wenn du sie jeden Tag praktizierst. Du kannst ganz ruhig werden und still daliegen, und dann kannst du deinen Körper von oben bis unten spüren. In diesem Körper begegnest du dem Wunder des Lebens und der Lebenskraft so, wie die Natur es geplant hat. Alles passt zusammen, alles hört aufeinander, alles hat die Bereitschaft zu tiefer Regeneration und zu Heilung.

Während du diese Meditation praktizierst, entwickelst du neue Stärke, weil du dich neu auf deinen Körper einlässt. Jetzt kannst du das in deinem rechten Oberschenkel spüren, in all den Muskeln und Sehnen, in Blutgefäßen und Nervenbahnen, ein zunehmendes Gefühl von Wohlbehagen. Und wenn noch irgendeine Spannung oder ein Schmerz geblieben ist, dann kannst du deinen Atem dorthin schicken.

Du wirst bemerken, wie sich deine Muskeln um ein Unbehagen oder um einen Schmerz herum anspannen, vielleicht um den Schmerz zu vertreiben. Aber du kennst einen anderen Weg. Atme in deinen Schmerz hinein, gib ihm Platz und beobachte, wie er sich verändert.

Es kommt darauf an, dass du nicht mit dem Schmerz kämpfst. Atme mitten in den Schmerz hinein und beobachte ihn geduldig. Dann kannst du spüren, wie der Schmerz in Bewegung kommt und sich verändert. Deine Aufmerksamkeit ist eine Einladung an die Lebenskraft, zu heilen und zu verjüngen.

Geh jetzt von deinen Oberschenkeln weiter in deinen Körper, zu deinem Nabel und zu deinem Sonnengeflecht. Hier findest du wichtige Energiezentren. Spüre die gesamte untere Hälfte deines Leibes und all die Energie, die dort konzentriert ist.

Und jetzt mach das bitte noch einmal und spüre deinen ganzen Körper tief und vollständig, als hättest du ihn gerade eben erst geschenkt bekommen. Spüre das Wunder deiner Nerven, die es dir ermöglichen, Wärme und Kälte, Anspannung und Lockerheit zu bemerken. Deine Nervenbahnen sorgen dafür, dass dein Körper all die vielen Dinge erledigt, die du gar nicht bemerkst. Dein Körper ist ein Wunder; seine Intelligenz übersteigt alles, was du dir denken kannst. Mit deiner Geburt ist dir dies alles geschenkt worden. Nun kannst du sein, was du bist: ein Körper, der unglaublich lebendig ist.

Und wenn du Schmerzen oder Spannungen spürst, kannst du diese Empfindungen begrüßen, weil sie dich dazu einladen, deinem Körper zu Hilfe zu kommen. Du kannst hineinatmen in diese Stellen und bemerken, wie sich Spannungen auflösen. Du kannst in deinem Bauch und in deinem Becken ganz entspannt sein und dich daran freuen, dass alle Organe so wunderbar zusammenarbeiten. Jedes Organ ist ein Geschenk des Lebens für dich und eine Einladung an dein Bewusstsein, es dankbar zu begrüßen. Du kannst dich daran gewöhnen, die elektrischen Ströme in deinem Körper als Licht zu sehen. Dann kannst du in deinen Zellen winzige Lichtpunkte entdecken, die sich zusammenschließen können zu überraschenden Formen. Auch dieses innere Licht kann dazu beitragen, dass deine Schmerzen geheilt werden und dass alles, was stärker werden möchte, gestärkt wird.

Nun bemerkst du vielleicht in deinem Bauch und in deinem Sonnengeflecht Spannungen, die sich dort über die Jahre angesammelt haben. Geh mit deinem Bewusstsein in diese Anspannungen und atme durch sie hindurch, tief und leicht. Jetzt lernst du deine eigene Unterwelt kennen und die Quellen deiner Kraft. Du kannst dich auch hier mehr und mehr öffnen und deine Energie freier fließen lassen. Dabei kannst du etwas mehr Abstand einhalten zu deinen Gewohnheiten und typischen Reaktionen. Für eine Weile kannst du all das lassen und dir Freiheit nehmen von deinen Handlungen, Freiheit von deinen Aufgaben, Freiheit von Stress und den angesammelten Spannungen eines ganzen Lebens. Gestatte dir, zur Ruhe zu kommen in der Stille dieses Augenblicks, in der Zeitlosigkeit deines Bewusstseins.

Und lass alle großen und kleinen Muskeln in deinem Bauch und in deinem Sonnengeflecht locker werden. Empfinde, wie sich dabei auch deine Nerven erholen und freier werden. Geh mit diesem guten Gefühl weiter in deinen Oberkörper.

Lass all die Muskeln in deiner Brust locker werden... Finde alle Muskeln, die ganz oder teilweise angespannt sind in deinem Brustkorb und um deine Rippen herum. Wie leicht spannen wir uns auch in unserer Brust an. Manchmal reichen diese Spannungen viele Jahre zurück. Gestatte dir, alle Anspannung zu bemerken, und lade sie ein, nachgiebig zu sein und locker zu werden. Du kennst deinen Körper und du kannst mit ihm sprechen. Du kannst es tun...

Gestatte Brust und Schultern sich zu öffnen, während du tief atmest und dich weiter entspannst, wenn du ausatmest und loslässt...

Und nun geh bitte zu deinem Herzen... Hier begegnest du einem Wunder, das dich staunen lässt. Vielleicht schenkst du deinem Herzen im Alltag wenig Aufmerksamkeit. Jetzt hast du Gelegenheit, dich bei deinem Herzen zu bedanken, dass es so zuverlässig für dich arbeitet. Bemerke die Kraft und die Treue, mit der das Herz dein Blut durch deinen gesamten Körper fließen lässt. Wie häufig hat dein Herz schon geschlagen?! Und mit jedem Herzschlag verkündet es allen Zellen in deinem Körper: «Ich bin für euch da. Ich sorge für euch.» Hier in deinem Herzen begegnest du dem Wunder der Lebenskraft. Und wie die Sonne sorgt dein Herz für Wärme und Licht in deinem Körper, im Geflecht deiner Arterien und in all deinen Organen. Hier kannst du die Kraft des Lebens spüren, das du verkörperst, und das dafür sorgt, dass dein Körper sich selbst repariert und Schäden heilt. Danke deinem Herzen, das Energie und Licht spendet und dafür sorgt, dass du dich Tag für Tag erneuern kannst.

Spüre nun deinen gesamten Rücken. Bemerke die Spannungen um deine Wirbelsäule herum. Vielleicht haben die Schwerkraft und der Stress deines Lebens bewirkt, dass einige Wirbel zu viel Druck erhalten oder nicht ganz an ihrem Platz sind. Schenk deiner Wirbelsäule genug Aufmerksamkeit, dass sich ihre Knochen von selbst lockern können, dass sich dein Rückgrat öffnen und regenerieren kann. Spüre, wie Muskeln, Knochen und Nerven sich eine neue Lage suchen, neu zueinander finden und sich dabei verjüngen.

Geh weiter mit deinem Bewusstsein zu Schultern und Nacken. Öffne dich hier und bemerke die Empfindungen in Muskeln und Nerven. Die Anspannungen des täglichen Lebens können die Beweglichkeit von Kopf und Halswirbelsäule einschränken. Gib Nacken und Schultern die Erlaubnis, sich zu öffnen und alle Riegel aufzuschieben.

Auf den ersten Blick erscheint dir das vielleicht als Herausforderung, aber du kannst es tun und die alten Spannungen in deinem Oberkörper, in Schultern und Nacken loslassen.

Du kannst den Kontrast spüren und die neue Leichtigkeit genießen, wenn du die überflüssigen Anspannungen in Rücken, Nacken und Kopf auflöst...

Öffne große und kleine Muskeln... Spüre neue Kraft durch die neue Frische und Beweglichkeit...

Lass die neue Energie strömen und deine Bereitschaft stärken, dich freier zu bewegen, freier zu denken und freier zu fühlen.

Lass auch alle Muskeln, die deinen Kopf halten und ihn mit Nacken und Schultern verbinden, locker werden. Genieße das angenehme Gefühl, dass dir nun mehr Beweglichkeit und mehr innere Stärke möglich sind.

Es ist überflüssig, wertvolle Energie mit unbewusster Anspannung zu vergeuden. Lockerheit und Offenheit sind Geschenke der Natur.

Geh mit deinem Bewusstsein zu deinem Kopf und zu deinem Nacken, um übrig gebliebene Anspannung aufzuspüren. Spare deine Energie und lass alle Anspannung schmelzen. Gib dir genug Zeit, dass sich dein ganzer Körper natürlich und sanft öffnen kann. Spüre, wie deine gesamte Muskulatur – von Kopf bis Fuß – kooperieren kann und sich öffnet für den Strom der Lebenskraft. Offenheit bedeutet Wohlbefinden, und dieses Geschenk wartet auf dich.

Geh weiter in dein Gesicht und beginne mit den Muskeln deines Unterkiefers. Atme in alle Verspannungen und gib dir die Erlaubnis, hier loszulassen. Im Augenblick kannst du auch den Wunsch zu reden vergessen oder das Bedürfnis, die Zähne zusammenzubeißen oder zu lächeln. Bemerke alle Anspannung im unteren Teil deines Gesichtes und lass sie los. Gib deinem Unterkiefer jetzt die Gelegenheit, vollständig zur Ruhe zu kommen. Wie viel Energie kannst du dabei sparen? Und auf dieselbe Weise kannst du alle Spannungen auflösen, die es vielleicht im Inneren deines Mundes gibt, und die darauf warten, endlich Beachtung zu finden.

Du kannst für diese natürliche Lockerheit sorgen. Spüre die vielen verschiedenen Muskeln in deinem Mund und in deiner Zunge, die es möglich machen, dass du dich ausdrückst, bewusst und spontan. Finde all diese Muskeln und gestatte ihnen loszulassen. Du kannst in diesem Augenblick eine vollständige Pause zulassen, ohne irgendeine Mitteilung, ohne das Bedürfnis, etwas auszudrücken. Gestatte dir einfach, eine Weile frei davon zu sein. Gestatte dir Passivität, Freiheit von allem, was du gelernt hast und von allen Zielen... Einfach da sein...

Diese Ruhe entspannt deinen Unterkiefer, deinen Mund und deine Wangen, den ganzen unteren Bereich deines Gesichtes. Alte Gewohnheiten fallen von dir ab. Du öffnest dich für neue Perspektiven und neue Einsichten..

Und nun geh mit deinem Bewusstsein zu den kleinen Muskeln um deine Augen herum, die deinen Blick auf die Welt steuern und die dafür sorgen, dass du dich in einem Spiegel betrachten kannst. Beachte sorgfältig alle diese Muskeln und gestatte ihnen loszulassen. Von Sekunde zu Sekunde mehr. Konzentriere dich zunächst auf die Muskulatur um das rechte Auge, und lass jede Anspannung los, die du dort spüren kannst...

Mach nun dasselbe mit deinem linken Auge. Lass alle Spannungen aus den Muskeln hinausfließen...

Gestatte beiden Augen, einfach da zu sein und für eine Weile ganz passiv zur Ruhe zu kommen - keine Ziele, keine Kontrolle, keine Signale...

Spüre, wie du dabei freier wirst und wie dein Körper mehr und mehr auf sich selbst hört. Im Augenblick gibt es keine Notwendigkeit, aktiv zu werden und irgendwelche Ziele zu verfolgen... Und auch dein Geist kann in sich selber ruhen und schweigen. Spüre die Weite und Freiheit, wenn dein Körper zur Ruhe kommt und eine Aufgabe nach der anderen loslässt. Eine Weile vergisst dein Körper die Zeit; er vergisst die eigene Vergangenheit und die eigene Zukunft; er spürt nur Leben und Energie, vielleicht zum ersten Mal.

Von den Augen geh bitte mit deiner Aufmerksamkeit zu deinen Augenbrauen und zu deiner Stirn. Spüre die Muskeln deiner Stirn, die immer bereit sind, deine Stimmungen auszudrücken. Und nun darfst du ganz bewusst alle diese Muskeln loslassen und auch jeden bewussten oder latenten Gefühlsausdruck.

Ruhe in deinem Bewusstsein, zeitlos und jenseits von Leben und Tod...

Geh mit deinem Bewusstsein zu deinen Armen, mit denen du gestaltest und dich ausdrückst. Spüre Arme und Hände, spüre die Lebenskraft in den Fingern beider Hände, und empfinde, dass du in beiden Händen auch die Möglichkeit hast, dich und andere zu heilen.

Akzeptiere den Plan der Natur, die für dieses Wunder gesorgt hat. Jeder von uns ist dazu in der Lage.

Spüre, wie die Lebenskraft auch durch deine Handgelenke strömt. Bemerke die subtilen Spannungen in beiden Händen und Handgelenken, Erinnerungen an alle Gebote und Verbote, denen du in deinem Leben bisher gefolgt bist. Lass diese Spannungen aus Armen und Händen hinausfließen und empfinde, welcher Segen darin bestehen kann, wenn dein Körper ohne Programmierung seinen eigenen Impulsen folgt. Vielleicht spürst du diesen Zustand der Freiheit zum ersten Mal.

Geh weiter mit deinem Bewusstsein in deine Unterarme... in deine Ellbogen... und in deine Oberarme. Spüre die Kraft, die in deinen Armen und Händen darauf warten, aktiv zu werden. Darin kann Glück und Segen liegen. Gestatte dir, das jetzt zu empfinden.

Spüre beide Arme zur gleichen Zeit und gib ihnen Erlaubnis, vollständig zur Ruhe zu kommen – ohne Programm und offen für eine vollständige Erfrischung und Verjüngung.

Deine Passivität wird dich von innen erfrischen und regenerieren. Das gilt auch für die Stille von Mund und Geist. Gestatte dir diese einfache Ruhe, dieses zeitlose Bewusstsein, sicher und heilsam...

Und nun noch einmal: Bemerke deinen gesamten Körper – von Kopf bis Fuß – und die Lebenskraft, die in ihn strömt. Vielleicht hast du nie so viel Kontakt zu dem Wunder des Lebens gehabt, das dich wiederherstellen kann und erfrischen.

Du kannst diese Methode immer benutzen, wenn du dich regenerieren willst. Öffne deinen Körper, öffne Muskeln und Nerven, an jedem Tag des Jahres und spüre, wie sich Wohlbefinden einstellt. Gestatte, dass sich dein Körper selbst heilt und dir neue Kraft zur Verfügung stellt.

Je häufiger du diese Methode praktizierst, desto wirksamer wird sie. Wenn du dich tief entspannst, kannst du die Lebenskraft genießen, die aus der Ruhe kommt und aus vollständiger Passivität. Damit schenkst du auch deinem Geist eine Pause, sich für das Leben zu öffnen.

Und immer wenn du diese Übung beendest, kannst du dein waches Bewusstsein in den weiteren Verlauf des Tages hinübernehmen. Reck und streck dich ein wenig und atme ein Mal tief aus. Öffne in deinem eigenen Rhythmus die Augen und sei wieder hier, erfrischt und wach.

2. Der Kuss des Himmels

Wenn wir unglücklich sind, uns allein fühlen, wenn wir krank sind, wenn wir Schmerzen haben oder uns einfach gestresst und hilflos fühlen, dann ist dies eine kurze Bewegungsphantasie, die unsere Lebensgeister weckt. Wir kommen in Kontakt mit der spirituellen Dimension unseres Lebens und spüren, dass wir nicht allein sind.

Für manche wirkt diese Übung wie ein Gebet, darum trägt sie auch den Namen «Kuss des Himmels».

Anleitung

Stell dich ganz gerade hin und lege deine Hände vorn auf deine Schenkel. Fang an, ruhig und tief zu atmen... Spüre, wie deine Füße fest auf dem Boden stehen. Du kannst die Verbindung mit der Erde noch verstärken, indem du etwas Energie aus deinem Körper in die Erde laufen lässt. Stell dir vor, dass sie aus deinen Fingerspitzen hinaustropft, an deinen Beinen nach unten läuft und von deinen Füßen in den Boden.

Nachdem du etwas Platz geschaffen hast, kannst du dich vorbereiten, frische Energie aufzunehmen. Atme einmal tief ein, strecke dabei beide Arme nach den Seiten aus und bring dann beide Hände vor der Brust zusammen, Handfläche auf Handfläche, in der Geste der Gebetshaltung. Bleib einen Augenblick in dieser Position und erkläre innerlich die Bereitschaft, ein Geschenk des Himmels anzunehmen.

Hol nun wieder tief Luft, erhebe deine Arme über den Kopf und öffne sie zu einem deutlichen «V». Stell dir vor, dass du mit dieser Geste den Rand des Himmels berühren kannst.

Atme in dieser Position ganz natürlich und ruhig, und genieße das Bewusstsein, dass du in diesem Augenblick nicht allein bist, sondern dass der Himmel zu dir herabgekommen ist, damit er dir seinen Segen spenden kann. Vielleicht spürst du in deinen offenen Händen ein Kribbeln, Wärme oder ein Zucken, wie bei einer leichten elektrischen Entladung... Du hast die heilende Energie aus dem Kosmos zu dir auf die Erde eingeladen.

Lass dir so viel Zeit, wie du brauchst, um die himmlische Energie in deine Hände und Arme fließen zu lassen... Und dann lege beide Hände auf deine Brust, dorthin wo dein Herz schlägt. Sei dir in diesem Augenblick bewusst, dass du den Kuss des Himmels praktizierst und dass die Energie des Himmels in dein Herz strömt. Dieses Wunder wird sich in dir manifestieren als frische Lebenskraft, als ein Empfinden bedingungsloser Liebe und als Quelle der Inspiration. Vielleicht schon jetzt, vielleicht später... Wenn die Zeit reif ist, wirst du alles bekommen, was du bekommen sollst.

Wenn es in diesem Augenblick ein spezielles Organ oder eine besondere Stelle in deinem Körper gibt, die sich Heilung wünscht oder Linderung von Schmerzen, dann kannst du deine Hände auf diese Stelle legen und etwas von der himmlischen Energie dort hineinfließen lassen...

Bleib weiter in dieser Haltung so stehen, die Hände auf deinem Körper, damit die Energie des Himmels sich noch mehr verteilen kann... Spürbar oder unmerklich kann sich das Energiefeld deines Körpers jetzt verändern:

- Vielleicht muss verbrauchte Energie ersetzt werden.
- Vielleicht muss Energie transformiert werden.
- Vielleicht braucht dein System Ruhe, vielleicht benötigt es Anregung und Verjüngung.
- Vielleicht brauchst du Wärme, vielleicht brauchst du Kälte.

Lass dir Zeit... Lass deine Hände wandern, sodass dein Energiefeld eine neue Balance findet... (1 Minute)

Jeder von uns kann das eigene Energiefeld beeinflussen, um auf diesem Wege seine Gesundheit zu festigen. Auch du hast die Begabung zu heilen. Am besten geeignet sind deine Hände. Du hast als Kind erlebt, wie gut es dir tat, wenn eine liebevolle Hand deine Stirn berührte oder eine andere Stelle, die schmerzte.

Das kannst du immer wieder tun... Du kannst am Himmel anklopfen, um dann den Rest selber zu erledigen und den Kuss des Himmels an der richtigen Stelle abzuliefern.

Komm nun bitte mit deiner Aufmerksamkeit hierher zurück. Atme ein Mal tief aus und öffne die Augen in deinem eigenen Rhythmus. Sei wieder hier, erfrischt und wach.

3. Atemmeditation 1:
Das Gefäß des Lebens

Es folgt eine grundlegende Atemmeditation. Wir stellen uns dabei vor, dass wir in uns – hinter unserem Nabel – ein unsichtbares Gefäß haben, das wir mit Lebensenergie füllen, wenn wir atmen. Woher stammt diese Lebensenergie? Es handelt sich nicht nur um den Sauerstoff, den wir für unseren Stoffwechsel brauchen, sondern beim Atmen sammeln wir subtile Energie aus unserer Umgebung ein und dirigieren sie in dieses Gefäß. Es handelt sich dabei um eine sehr alte meditative Praxis, die in Tibet, in China und in Indien gepflegt wurde.

Die moderne Energiemedizin arbeitet an Verfahren, um die subtilen Energien auch mit wissenschaftlichen Verfahren aufzuspüren und zu messen. Es gibt immer mehr Hinweise darauf, dass jeder Mensch von einem Energiefeld umgeben ist, das passend zur aktuellen Gesundheit kräftiger oder schwächer ausfällt.

Bei der folgenden Atemübung werden verschiedene wichtige Prozesse angestoßen:

1. Wir entspannen uns, wir werden innerlich ruhig und verbrauchen weniger Energie.
2. Wir legen dabei besonders wirksam Energiereserven an. Es gelingt uns sogar besser als im Schlaf.
3. Wir bremsen die anstrengende geistige Aktivität und schalten um auf unser beobachtendes Bewusstsein. In der Folge kann sich unser Gehirn erholen.
4. Wir trainieren tiefes Atmen mit dem Bauch und sparen dabei etwa 80 % der Atemenergie.
5. Wenn wir diese Atemmethode häufiger praktizieren, verbessern wir unsere Vitalität und unser körperliches Wohlbefinden.

Anleitung

Es folgt eine längere Atemmeditation. Am Anfang wirst du dafür 15 bis 20 Minuten benötigen, später weniger. Es ist sinnvoll, dass du sie wenigstens einmal am Tag praktizierst. Die folgende Körperhaltung passt am besten dazu: Du sitzt auf einem Kissen am Boden oder auf einem Stuhl und machst deinen Rücken ganz gerade.

Wenn du deinen Platz eingenommen hast, dann gewöhne dich zunächst an Ruhe und Stille. Spüre zunehmend, wie das Leben in deinem ganzen Körper pulsiert. Versuche dich überall zu entspannen, und strebe einen Zustand gelassener Aufmerksamkeit an.

Bemerke immer wieder, wie diese Vorbereitungen dazu beitragen, dass du dich gut fühlst. Bemerke auch, wie verschiedene Ströme von Energie durch deinen Körper fließen. Gestatte dir, immer mehr davon zu bemerken, und erspare dir Vorwürfe, dass du langsam lernst. Gewöhne dich bitte an den Gedanken, in den Strömen von Energie einen wichtigen Aspekt jeder Heilung zu entdecken.

Wenn du ruhig und still bist, dann wirst du mehr davon erleben. Energie ist vorhanden, solange wir leben und über unser Leben hinaus. Und immer wenn wir unser Bewusstsein darauf richten, ist das ein wohltuendes Ereignis.

In dieser Übung wirst du auf eine neue Weise zu atmen lernen. Neu wird die Technik sein, in der du atmest; und neu wird sein, was du einatmest. Du kannst davon ausgehen, dass diese Atemmethode sehr alt ist, vollständig natürlich und mit einem Minimum an Anstrengung verbunden.

Am besten atmest du dabei mit deinem Bauch. Wenn du willst, lege eine Hand auf deine Bauchdecke, unterhalb deines Nabels, und bemerke die Bewegung der Hand, wenn du die Luft aus dir hinausströmen lässt bzw. wenn du es zulässt, dass sie erneut in dich hineinströmt. Stell dir vor, dass es in deinem Körper oberhalb und unterhalb deines Nabels ein Gefäß aus Licht gibt, in das du hineinatmest. Im alten Indien wurde es «Gefäß des Lebens» genannt, und die Menschen schickten die Luft beim Einatmen in dieses Gefäß, um ihr Leben zu verlängern und um gesünder und stärker zu sein.

Wir können das heute ebenfalls praktizieren. Während du dasitzt, kannst du dir vorstellen, dass du in dieses leuchtende Gefäß des Lebens hineinatmest. Aber du atmest nicht bloß Luft und Sauerstoff hinein, sondern zugleich einen Teil der kostbaren Energie, die um dich herum ist, und die zum Teil von der Erde stammt, zum Teil vom Himmel und aus weiteren Quellen, die solche Energien aussenden: von Pflanzen, Tieren, anderen Menschen oder von den vier Elementen in deiner Umgebung.

Vielleicht ist es das erste Mal in deinem Leben, dass du diese wertvollen Energien bewusst einatmest, aber sie sind immer da gewesen, und du hast dich vielleicht nie bewusst um sie gekümmert.

Während du weiter mit deinem Bauch atmest, ruhig und ganz natürlich, kannst du dir vorstellen, dass du in dir nicht nur das Gefäß des Lebens hast, sondern dass in deiner Atemluft auch jene Energien sind, die dein Körper braucht, um sich zu regenerieren, Verletzungen zu heilen, Schmerzen zu lindern und Krankheiten zu überwinden. Und im Verlaufe dieser Übung kannst du diese Energien einatmen, weil sie uns von der Natur geschenkt wurden als Heilmittel für Körper und Geist, für Gesundheit und Weisheit.

Entwickle in dir die Überzeugung, dass die vitale Essenz, die du brauchst zu deiner Heilung, in der Luft um dich herum ist, und dass du von Natur aus die Bestimmung hast, von und mit diesen Energien zu leben. Darum praktiziere das bitte jetzt: Atme diese köstlichen Energien ein und lass sie in das Gefäß des Lebens fließen...

Sitz einfach ruhig da, deinen Rücken ganz gerade, locker und natürlich, und schließ die Augen, wenn sie jetzt noch geöffnet sind... Atme Lebenskraft ein und lass sie in das Gefäß deines Bauches fließen. Dabei kann es vorkommen, dass du gar nicht bemerkst, dass du dein Meditationsbewusstsein verlässt und deinen üblichen Gedanken nachgehst. Vielleicht denkst du dann über etwas nach, was geschehen ist oder was noch eintreten wird; vielleicht empfindest du Unruhe oder Angst. Auf jeden Fall bist du dann nicht mehr präsent und nicht mehr in der Lage, Lebenskraft einzuatmen...

Wenn du das bemerkst, dann kannst du deinen Alltagsgedanken Adieu sagen und sie aus dir hinausfließen lassen und wieder zurückkehren zu deinem zeitlosen Bewusstsein, wieder atmen und Energie einsammeln, damit du das Gefäß des Lebens mit neuer, frischer Energie füllen kannst...

Lass dir dabei Zeit und sei geduldig. Je länger du so atmest, desto ruhiger wirst du. Deine Muskeln und deine Nerven können sich dabei regenerieren und du sparst viel Kraft, wenn du deinen Geist ruhen lässt. Du atmest einfach Energie ein, leicht und natürlich, und du deponierst sie im Gefäß des Lebens. Von dort findet die Lebenskraft Zugang zu deinem gesamten Organismus, um dir neue Kraft, Ruhe und Genesung zu schenken...

Es kann geschehen, dass du dabei Angst empfindest und furchtsame Gedanken entwickelst. Dann begrüße diese Gefühle und Gedanken. Sag ihnen freundlich, dass du sie bemerkt hast und verabschiede dich liebevoll. Kehre dann zurück zu der einfachen Kraft des tiefen Atmens. Das wird leichter sein als du vielleicht annimmst. Du wirst dich frei fühlen, gesünder, besser, und das Gefäß des Lebens in dir wird heller leuchten und dich tiefer regenerieren...

Und immer wieder kann es vorkommen, dass deine Aufmerksamkeit abgelenkt wird. Dann kehre einfach zurück zu dem tiefen Atmen und lass alle Ablenkungen durch dich hindurchströmen – Gedanken, Wahrnehmungen, Gefühle. Es gibt Zeiten, wo es angebracht ist zu fühlen und zu denken, aber du hast die Möglichkeit, eine Weile in der Oase der Ruhe einzukehren, frei zu atmen und die Lebenskraft in dir zu verstärken. Wenn du so atmest, kannst du Blockaden in dir lösen und die freie Zirkulation deiner Energie verstärken. Dein Körper kann sich dabei selbst regenerieren, erneuern und seine Aufgaben so erfüllen, wie es von der Natur geplant ist. Gestatte dir einfach, das zu tun; du kannst es und es wird dir guttun...

Und wenn irgendein neuer Gedanke auftaucht, dann lass ihn frei, wie einen Vogel aus dem Käfig... Halt ihn nicht fest, denk auch nicht weiter darüber nach... Sorge einfach dafür, dass dein Bewusstsein frei bleibt, ein aufmerksamer Begleiter deiner Atmung...

Du kannst Tag und Nacht in das Gefäß des Lebens hineinatmen, und auf diese Weise auch im Schlaf Heilung finden.

Bleib ganz ruhig in der Gegenwart, auch wenn Gedanken oder Bilder durch dein Bewusstsein ziehen. Lass sie gehen, Nomaden deines Geistes...

Dein Geist ist so weit und hat Platz für so viele Gedanken. Sie kommen und gehen. Gestatte ihnen, dass sie sich immer wieder verwandeln und auflösen. Dabei kannst du ganz ruhig bleiben. Lass dich durch deine Gedanken nicht irritieren und auch nicht durch Gefühle, die sich melden. Atme unbeirrt in das Gefäß des Lebens und halte dein Bewusstsein frei. So wirst du auch nicht aus der Ruhe kommen, wenn du Gefühle der Angst bemerkst. Und diese Ruhe und Zuversicht kann dir bleiben, sogar dann, wenn einmal deine Stunde schlägt...

Bleib bei der Wahrnehmung deines gesamten Körpers, von Kopf bis Fuß. Das hilft dir, dich lebendig und frisch zu fühlen. Beobachte das Leben, das hinausreicht über Geburt und Tod. Das ist dir möglich...

Jeder von uns kann diese Disziplin üben. Übe deine Fähigkeit, dich nicht im Labyrinth deiner Gedanken zu verlaufen. Bleibe präsent; lass dein Bewusstsein offen.

Spüre um dich herum die Weite des Universums, die Grenzenlosigkeit des Lebens, während du präsent bleibst, hier und jetzt.

Spüre, wie du dem Leben die Hand reichen kannst.

Bleib dabei und atme in das Gefäß des Lebens in deinem Bauch, halte deinen Geist frei und sei mehr und mehr in der Gegenwart... (1 Minute)

Wenn du unter chronischen Schmerzen leidest, dann schick deinen Atem in das Empfinden von Unruhe oder Qual; gestatte deinen Muskeln dort loszulassen und sorge dafür, dass dein Geist den Schmerz nicht noch größer macht. Atme in den Schmerz hinein und sorge dafür, dass beim Ausatmen genug Offenheit entsteht, dass mehr und mehr von der Energie des Schmerzes aus dir hinausfließen kann. Wenn du so besonnen mit deinem Schmerz umgehen kannst, dann ersparst du dir Leid und Energieverlust...

Spüre deine instinktive Reaktion, die Muskulatur um den Schmerz herum anzuspannen. Entschließe dich loszulassen. Atme in den Schmerz hinein und durch den Schmerz hindurch; gestatte ihm, kleiner zu werden und sich zu verändern. Wenn du eine Veränderung bemerkst, kannst du wieder in dein Gefäß des Lebens atmen und einen Vorrat an Energie anlegen...

Du kannst merken, dass du auf diese Weise viel Kraft sparst, und dass dein Empfinden von Schmerz sich verändert... Die Schmerzen können schwächer werden oder sie können ganz aufhören. Wichtig ist, dass du immer zurückkehrst zum Gefäß des Lebens, um deinen Atem dort hineinzuschicken... (1 Minute)

Halte immer wieder dein Bewusstsein frei. So kannst du von dieser natürlichen Methode am besten profitieren. Sie ist wirksam, weil sie so einfach ist, und weil du nichts dazu brauchst als dich selbst und die Luft, die dich umgibt.

Diese Medizin ist doppelt wirksam:

Dein freies Bewusstsein ist heilsam und das Einatmen von Energie ist ebenfalls heilsam.

Diese doppelte Medizin steht dir immer zur Verfügung... (1 Minute)

Und wenn du nun am Ende dieser Übung angekommen bist, dann geh bewusst über die Schwelle des Schweigens. Du hast etwas Wichtiges für deine Gesundheit und für dein Leben getan, und du kannst in Zukunft mehr davon tun. Das wünsche ich dir.

4. Atemmeditation 2: Heiliges Geheimnis

Dies ist eine weitere buddhistisch inspirierte Atemmeditation. Wir lösen uns hier von dem Konzept: «Ich bin krank, ich muss geheilt werden.» Zunächst vergessen wir unsere eigenen Interessen und konzentrieren uns stattdessen auf andere Menschen, die an derselben Krankheit leiden oder mit vergleichbaren körperlichen oder emotionalen Schwierigkeiten zu kämpfen haben. Wir stellen den eigenen Kummer zurück und öffnen unser Herz für das Leid der anderen. Während wir einatmen, stellen wir uns vor, dass wir die Krankheit und das Leid dieser Personen in uns aufnehmen. Dabei spielt es keine Rolle, ob sie in der Nähe sind oder weit entfernt. Wir stellen uns vor, dass wir die Energie des Leids beim Einatmen in uns aufnehmen. Dann geschieht eine Transformation: Die «kranke Energie» löst sich in unserem Körper in Licht auf. Sie verwandelt sich in Helligkeit und Wärme. Und diese gereinigte, «gesunde» Energie atmen wir aus und schicken sie den Menschen, die Heilung brauchen. Jeder von uns ist dazu in der Lage, und jeder von uns sollte das auch tun. Leid, das wir einatmen, verwandelt sich in Licht; und dieses Licht atmen wir aus und tragen damit zur Heilung der anderen bei.

Unsere feste Absicht, anderen Menschen in ihrem Leiden beizustehen und einen Beitrag zu ihrer Heilung zu leisten, bewirkt unsere eigene Heilung. Das ist das «heilige Geheimnis» dieser Methode. Entscheidend ist, dass unser Wunsch zu helfen, von Herzen kommt.

Dabei gibt es noch einen wichtigen Aspekt. Wir versuchen nicht, willentlich die Energie der Krankheit in Licht umzuwandeln. Das wäre Hybris. Stattdessen erleben wir das Wunder, wie sich die Energie der Krankheit auf ganz natürliche Weise in Licht verwandelt. Wir lassen es einfach geschehen. Es reicht aus, wenn wir die Zuversicht haben, dass die Krankheit der anderen uns nicht «anstecken» kann oder uns Leiden bringt. Wir erkennen an, dass es unsere Natur ist, dass dieser Akt von Empathie und gutem Willen dieses Wunder vollbringt.

Wichtig ist, dass wir dabei furchtlos sind. Das ist die Basis für jede Heilungspraxis. Das fällt umso leichter, als wir ja auf jede Manipulation verzichten. Wir nehmen die fremde Krankheit in uns auf und sind gleichsam Zuschauer der Umwandlung. Die ganze Dynamik dieser Praxis besteht also darin, dass wir die Chance ergreifen, Liebe und Mitgefühl für andere auszudrücken.

Diese Methode hat sich in ungezählten Generationen bewährt. Wir können sie darüber hinaus sogar auf dem Totenbett anwenden, um im Sterben – wenn unser Bewusstsein das zulässt – für die Überlebenden da zu sein und ihnen Heilung und Segen zu schenken. Gleichzeitig ist die Methode wunderbar für die Begleitung Sterbender im Hospiz. Jeder Helfer kann sich mit dieser Praxis einen tröstlichen Fokus geben und gleichzeitig einem Freund den Übergang in eine andere Welt erleichtern.

Wir stellen die Methode hier so vor, dass die Teilnehmer sie zunächst für sich selbst anwenden und dann auf andere.

Anleitung

Ich möchte dir zu Beginn einen Überblick über diese Übung geben, damit du wirklich verstehst, worum es geht. Die Anleitung folgt der Form, die seit Jahrhunderten erfolgreich gewesen ist und die auch heute in zahlreichen medizinischen Einrichtungen immer häufiger praktiziert wird.

Wir beginnen mit deinem Mitgefühl für dich selbst. Du wirst dabei dein ganzes Leben vor dir sehen, aber nicht nur deine Vergangenheit, sondern die gesamte Zeitspanne bis zu deinem Tod und den möglichen Ursachen für dein Lebensende. Wenn du dein Leben so betrachtest, wirst du ganz natürlich Mitgefühl mit dir selbst und mit deinem Leben empfinden, denn du hast wahrscheinlich genügend Schwierigkeiten erlebt und genug Kummer, sodass es dir jetzt leicht fällt, dein Herz für dein eigenes Leid zu öffnen.

Wenn du einatmest, dann atme alle Krankheit und alles Leid deines Lebens ein und nimm dir dies alles zu Herzen. Du wirst erleben, wie sich Kummer und Krankheit in dir in lebendiges Licht verwandeln.

Und ganz ohne Anstrengung kannst du dieses Licht ausatmen und dir selbst all die Energie schicken, die du brauchst, um die Wunden zu heilen, die in deinem Leben entstanden sind.

Viele, viele Menschen haben sich mit dieser Methode schon geheilt. Bitte denke daran, dass Heilung nicht nur physische Wiederherstellung bedeuten muss, sondern dass es ebenso um spirituelle Heilung gehen kann.

Wie schon bei anderen Methoden, so gilt auch hier: Je häufiger du diese Methode anwendest, desto wirksamer wird sie.

Jetzt wirst du bei dir selbst beginnen. Du kannst gleich, vielleicht zum ersten Mal, mitfühlendes Atmen praktizieren.

Geh nun bitte aus deinem Tagesbewusstsein in dein meditatives Bewusstsein hinein. Setz dich bequem hin und schließ die Augen. Halte deinen Rücken gerade und beginne mit einem tiefen Seufzer des Mitgefühls und der Entspannung... (1 Minute)

Betrachte dein ganzes Leben, von deiner Geburt bis zum gegenwärtigen Augenblick, und stell dir vor, wie der Rest deines Lebens vielleicht sein wird. Lass dir auch mögliche Umstände deines Todes einfallen, obwohl niemand in der Lage ist, so etwas vorherzusagen.

Betrachte dein ganzes Leben mit Mitgefühl.

Richte deine Aufmerksamkeit nun auf deinen Atem und auf den natürlichen Wechsel von Ausatmen und Einatmen.

Wenn du einatmest, dann nimm dabei alle Krankheit und alles Leid deines gesamten Lebens in dich auf.

Beobachte, wie die Energie von Schmerz und Krankheiten, die du in dich aufgenommen hast, sich ganz von selbst in deinem Körper in Licht verwandelt; beobachte, wie du ganz ohne Anstrengung dieses Licht, diese heilende Energie in dein Leben hineinatmen kannst...

Und weiter so... leicht und vollständig mit dem natürlichen Strom deines Atems und alles auf einmal... atme die ältesten Traumata deines Lebens ein und gleichzeitig die letzten Prüfungen, denen du einmal gegenüberstehen wirst...

Und wenn du sie eingeatmet hast, dann lass sie sich in Licht verwandeln... und wenn du wieder ausatmest, dann lass so viel Barmherzigkeit und mitfühlende Energie aus dir hinausströmen, wie du brauchst...

Jetzt ist die richtige Zeit dafür... Jeder von uns ist dafür bestimmt, das eigene Leben zu heilen... (2 Minuten)

Nun wende dich einer anderen Person zu, jemandem, den du gut kennst, der emotional, geistig oder physisch leidet.

Lass es jemanden sein, dem du leicht dein Herz zuwenden magst, weil er dir nahe ist.

Atme in dem natürlichen Rhythmus deines Atems die Energie dieser Krankheit, dieser Qual, dieser Krise ein.

Bemerke, wie sich die leidvolle Energie in dir in Licht verwandelt.

Atme sie ohne Anstrengung aus. Lass in diesen Menschen jene Energie hineinfließen, die sein Leid wenden und Heilung bringen kann.

Gestatte dir, das zu sehen und zu fühlen.

Sieh, wohin die heilende Energie strömt, und wie sie das vollbringt, was sie vollbringen soll...

Und noch einmal: Atme ganz leicht und natürlich die Energie ein, die aus dem Leid eines anderen Menschen kommt, von jemandem, den du persönlich kennst, wo immer er oder sie sein mag.

Das, was du einatmest, verwandelt sich in dir in lebendiges Licht; du atmest es aus und verbindest damit den Wunsch, dass dieses Licht das fremde Leid wendet und heilt.

Je häufiger du dich auf eine solche Heilung konzentrierst, desto sicherer wird sich diese Heilung einstellen.

Du kannst das mitfühlende Atmen auch für mehr als eine Person zurzeit praktizieren. Wenn du etwas für mehrere Personen tun willst, dann tu es bitte jetzt.

Atme ihren Kummer und ihre Krankheit ein und beobachte, wie sich das in dir auf der Stelle in Licht verwandelt...

Nun atme das Licht und die heilende Energie wieder aus und schick sie zu diesen Menschen und spüre dabei ihre individuellen Nöte und Bedürfnisse... (1-2 Minuten)

Und auch, wenn die Not deiner Freunde groß ist, so bedenke, dass du mehr zu geben hast, als du dir vorstellen kannst, und das kannst du gleich ausprobieren:

Denk an irgendein Krankenhaus, das du kennst. Stell dir die verschiedenen Abteilungen vor und die Aufgaben von Ärzten und Pflegern.

Stell dir vor, welche Patienten dorthin gehen, in der Hoffnung auf Hilfe...

Empfinde die guten Absichten und auch die Grenzen des Krankenhauses... Spüre, wie viel mehr Hilfe die Patienten brauchen und sich wünschen.

Und nun wende dich bitte wieder deinem Atem zu und bemerke den natürlichen Strom des Einatmens und des Ausatmens. Denk daran, dass wir alle in einer gemeinsamen Welt existieren.

Stell dir vor, dass du alle Krankheiten und alles Leid dieses Krankenhauses einatmest, weil du teilhast an dem universalen Bewusstsein, das ohne Grenze ist. Darum ist auch deine Fähigkeit zu heilen prinzipiell unbegrenzt. Stell dir vor, dass sich alle Krankheiten und alles Leid aus diesem Krankenhaus in dir in Licht verwandeln...

Dann atme Licht und heilende Energie wieder aus und schick sie den Patienten, ihren Angehörigen und dem helfenden Personal, das immer ebenfalls mitleidet... (1 Minute)

Vielleicht musst du dazu ein paar Anläufe unternehmen, bis du sehen und spüren kannst, dass du es kannst.

Jetzt kannst du einen großen Schritt nach vorn machen und dich hineinbegeben in das Feld transpersonaler Medizin.

Du kannst dabei über dich selbst hinausgehen, weil du spürst, dass es an der Zeit ist, weil so viel Heilung benötigt wird, weil du große Fähigkeiten dazu hast und vielleicht auch eine große Bereitschaft.

Es ist weiter an der Zeit, dass wir mehr für die Welt tun, als wir für möglich gehalten haben. Darum probiere das jetzt... Konzentriere dich auf ein Ereignis, eine Region, einen Zeitpunkt, wo dein Herz von selbst mitleidet. Atme das Leid ein... Schicke Licht und heilende Energie hinaus... (1-2 Minuten)

Vielleicht kannst du dich an den Gedanken gewöhnen, dass die Medizin ein zusammenhängendes Feld ist, in dem keine Abgrenzungen möglich sind, wo alles mit allem verbunden ist...

Wir brauchen nur zwei Dinge: die Bereitschaft zu Mitgefühl und die Bereitschaft, unsere eigene, heilsame Energie zu entdecken...

Mit der Methode des mitfühlenden Atmens hast du eine alte, spirituelle Technik kennengelernt, die für dein Leben und für das Leben anderer große Bedeutung gewinnen kann. In ihrer Schlichtheit steckt das große Potenzial dieser Methode.

Gib dir die Erlaubnis, diese Methode immer wieder für dich selbst anzuwenden. Du wirst feststellen, dass mit der Zeit viele neurotische Ängste von dir abfallen und dass auch die Angst vor dem Tod kleiner wird.

Und nun bist du am Ende dieser Übung angekommen. Kehre langsam in dein Alltagsbewusstsein zurück und geh bewusst über die Schwelle des Schweigens. Du hast etwas Gutes für deine eigene Gesundheit getan und darüber hinaus für das Leben auf diesem Planeten. Ich danke dir dafür.

Atme ein Mal tief aus und öffne dann in deinem Rhythmus die Augen. Sei wieder hier, erfrischt und wach.

5. Blockaden lösen: 12 Schritte

Sie lernen hier eine längere Intervention kennen, die Sie z. B. in einer Rehabilitations-Gruppe oder in klinischen Hilfsprogrammen bei gefährlichen Krankheiten anwenden können. Natürlich kann auch jeder privat die zwölf Schritte des Programms für sich realisieren.

Der Grundgedanke dieser Interventionen ist eine Revision unseres Lebensstils. Blockaden in unserer Entwicklung, in unseren Beziehungen, in unserem Beruf, in unserem Denken können, ohne dass wir es direkt bemerken, starke negative Gefühle in uns auslösen, die sich auch auf den Körper auswirken. Unser Körper verliert dann seine Elastizität und seine Fähigkeit, sich selbst zu regenerieren bzw. nach Verletzungen und gesundheitlichen Krisen zu heilen. Es scheint so zu sein, dass der Körper die Blockaden unseres Geistes spiegelt.

Dafür wurde das folgende Interventionsprogramm entwickelt. Es hilft, Blockaden aller Art aufzulösen.

Einzelne Elemente stammen aus der Zwölf-Schritte-Methode der christlichen Wissenschaft, andere zeigen buddhistische Anklänge; und darüber hinaus finden wir rituelle Elemente, wie sie in der Kultur von Naturvölkern bis heute gepflegt werden. Phantasiereisen und Meditationen stehen neben verschiedenen anderen Intensivmethoden. Das Ziel der gesamten Intervention ist der Abschied von alten Denkmustern und Verhaltensweisen, der es uns möglich macht, neue und gesunde Schritte in die Zukunft zu machen. Diese Zukunft soll uns Gesundheit bringen, Lebensfreude und erfreuliche Beziehungen.

Anleitung

Du wirst gleich eine Methode kennenlernen, die dir helfen kann, deine Gesundheit zu verbessern, mehr Lebensfreude zu empfinden und mehr Energie für deine Arbeit, aber auch für deine Steckenpferde zu haben.

Dabei beginnt ein innerer Prozess, bei dem du selbst die entscheidende Rolle spielst. Dieser Prozess ist einleuchtend und erstaunlich frei von emotionalen Schmerzen.

Wenn du diese Methode das erste Mal anwendest, dann brauchst du dafür mehrere Stunden. Wenn du mit der Methode bei dir zu Hause arbeitest, dann kannst du dir die verschiedenen Schritte auch auf verschiedene Tage verteilen und ganz in deinem eigenen Rhythmus arbeiten.

Hier in der Gruppe werden wir die Schritte relativ eng aufeinander folgen lassen. Auf diese Weise bekommst du eine Übersicht und kannst später einzelne Schritte privat wiederholen.

Zur Durchführung der Methode brauchen wir nicht viel: Schreibzeug, ein Kissen, Freizeitkleidung, genügend Wasser zum Trinken und vielleicht eine Kerze und eine Schachtel Streichhölzer. Für die bessere Übersichtlichkeit präsentiere ich die Methode in zwölf Abschnitten mit jeweils einem eigenen Titel. Diese Titel helfen dir, dich auf den jeweiligen Schritt einzustellen.

Ehe wir beginnen, such dir bitte einen passenden Platz im Raum, wo du dich wohlfühlst und wo du dich gut konzentrieren kannst. Ich werde versuchen, so zu sprechen, dass ich von allen Gruppenmitgliedern gehört werde. Es kann natürlich sein, dass ich nicht immer dein Zeitgefühl berücksichtige, und genauso kann es sein, dass meine Worte nicht so gewählt sind, dass sie immer ideal zu deinem Denken und zu deinem Temperament passen. Du bist völlig frei, meine Worte für dich abzuwandeln; und du bist auch frei, den Zeitplan individuell zu modifizieren. Manchmal bist du vielleicht schneller fertig, manchmal brauchst du vielleicht länger. Hab immer im Auge, dass du jeden Schritt dieser Methode zu Hause nacharbeiten kannst.

Schritt 1: Bewusstsein

Ohne Bewusstsein ist diese Methode nur das Rauschen leerer Worte. In allen Schritten benötigen wir das Bewusstsein. Um das anzudeuten, nimm bitte deine Kerze und zünde sie an. Die Flamme kann dir als Symbol deines eigenen Bewusstseins dienen. Von Zeit zu Zeit kannst du daher in die Flamme schauen und dir von dort Anregungen für dein Denken holen... Und nun setz dich bequem hin und schließ die Augen. Atme ein Mal tief aus. Dann atme ganz natürlich weiter und geh mit deiner Aufmerksamkeit nach innen...

Denk nun bitte an dein Leben, an deine gesamte Vergangenheit, an deine Zukunft und an die Gegenwart. Wir verändern unser Leben nur, wenn wir bemerken, dass etwas Wichtiges nicht funktioniert. In der Systemtheorie nennen wir diesen Zustand der Unzufriedenheit «ein gefühltes Ungleichgewicht». Das bedeutet: Wir haben den Eindruck, dass wir etwas anders machen müssen, damit wir wieder mehr Spaß am Leben haben, damit wir mehr Energie spüren oder wieder gesund werden. Manche sagen in diesem Zusammenhang auch: Ich möchte wieder glücklicher leben.

Wenn irgendetwas in deinem Leben nicht klappt, wenn dir Freude und Befriedigung fehlen, dann ist es ratsam, eine Bestandsaufnahme zu machen.

Genau das kannst du jetzt tun. Gib dir Zeit zur Beantwortung dieser Frage: Was ist es eigentlich, was mich stört? Was in meinem Leben ist eine Bürde? Was nagt an meinen Kräften? Was möchte ich aufgeben und loslassen?

Lass dir ein paar Minuten Zeit, um dir innere Klarheit zu verschaffen. Wahrscheinlich werden dir verschiedene Dinge einfallen, die du gern aufgeben würdest. Vielleicht konzentriert sich dein Denken auf einen Punkt, der dich besonders stört. Vielleicht bist du auch unsicher, wie du eine Prioritätenentscheidung herbeiführen kannst. In dieser Situation gib dir einfach die Erlaubnis, langsam und tastend vorzugehen; vor allem gib dir die Erlaubnis, überhaupt neugierig über dein Leben nachzudenken. Vielleicht ist für dich bereits eine gewisse Kühnheit mit der Frage verbunden: Was könnte ich aufgeben oder loslassen?

Wenn du dich unsicher fühlst, dann kannst du Folgendes machen: Lass dir irgendeine Person einfallen, von der du sicher bist, dass sie dich bei diesem Vorhaben unterstützen würde. Vielleicht ist das jemand, den du persönlich gekannt hast; vielleicht ist das eine Figur aus der Literatur oder aus der Geschichte. Manchmal hilft es, wenn wir uns inneren Beistand holen und eine Stimme hören, die uns Mut macht: Das, was du da tun willst, ist ganz in Ordnung... (5-10 Minuten)

Und nun komm mit deiner Aufmerksamkeit hierher zurück. Atme ein Mal tief aus und öffne in deinem Rhythmus die Augen. Notiere, was dir eingefallen ist... (5 Minuten)

Schritt 2: Akzeptieren können

Gerade am Anfang, wenn wir etwas verändern wollen, ist eine gewisse Besonnenheit und auch Langsamkeit am Platz. Wenn wir zu schnell vorgehen, entzünden wir ein Strohfeuer, das vor allem Rauch erzeugt, aber keine nachhaltige Wärme. Darum ist es wichtig, dass wir innerlich vollständig akzeptieren, dass wir etwas in unserem Leben aufgeben wollen. Abschied zu nehmen fällt uns oft schwer; das müssen wir uns an dieser Stelle bewusst machen.

Betrachte in aller Ruhe, was du im ersten Schritt herausgefunden hast. Kannst du akzeptieren, dass es Zeit für einen Wechsel ist, für eine Veränderung, und dass du bereit bist, etwas aufzugeben? Manchmal erleichtern wir uns eine Veränderung, wenn wir sie stilvoll vornehmen. Stilvoll heißt in diesem Zusammenhang: Wir machen uns selbst keine Vorwürfe, und wir verzichten genauso darauf, anderen Vorwürfe zu machen. Vorwürfe schlagen meist auf den zurück, der sie erhebt. Es ist viel wirksamer, wenn wir uns sagen: Was in der Vergangenheit gepasst hat, das entspricht jetzt nicht mehr meinen Wünschen an das Leben.

Aber dieser Akt kann harte innere Arbeit bedeuten. Darum ist es vielleicht eine Erleichterung, wenn du gerade jetzt nach einer zusätzlichen Inspiration suchst. Kannst du dir irgendeinen Menschen einfallen lassen, der ohne Rechtfertigung, ohne Vorwürfe, ohne zu moralisieren, den Beschluss gefasst hat, etwas aufzugeben, sozusagen eine Trennung im Guten zu vollziehen... einen freundlichen Abschied? Vielleicht kannst du etwas von dieser inneren Ruhe, von dieser inneren Weisheit auf dich und dein Leben übertragen. Aufgeschlossenheit ist immer mit einer meditativen Atmosphäre verbunden. Wir entscheiden uns nicht aus einer Laune heraus, aus einer Leidenschaft oder aus einer Gegenreaktion. Eine Entscheidung zur Veränderung sollte in uns gereift sein. Vielleicht können wir darin sogar einen Vorschlag des Lebens sehen: Wie wäre es, wenn du das aufgeben würdest?

Lass dir ein wenig Zeit, die Frage der Aufgeschlossenheit in deinem Herzen zu bewegen... (5-10 Minuten)

Wenn du möchtest, kannst du nun wieder die Augen schließen. Wie wird dein Leben sein, wenn du das aufgibst... diese Trennung durchführst... darauf verzichtest?...

Schritt 3: Anerkennung

Dieser Schritt ist besonders wichtig. Wir brauchen dafür ein gewisses Maß geistiger Beweglichkeit. Bei diesem Schritt hilft uns schwarzweißes Denken überhaupt nicht. Hier müssen wir uns daran erinnern, dass alles in der Welt bei uns positive und negative Gefühle zugleich auslösen kann.

Lass dir Zeit, um zu einer gerechten Einschätzung zu kommen. Das hat den großen Vorteil, dass du später kein schlechtes Gewissen haben wirst. Mach es dir wieder bequem auf deinem Stuhl und entspann dich, während du die Augen schließt...

Vielleicht hast du inzwischen akzeptiert, dass du etwas in deinem Leben aufgeben willst, weil es nicht mehr zu deiner Persönlichkeit passt, zu den Wünschen, die du an das Leben hast. Aber das bedeutet nicht, dass das, was du aufgeben willst, schlecht, böse oder verachtenswert ist. Im Gegenteil: In der Vergangenheit hat dir das gedient und geholfen. Es hat einen Beitrag geleistet zu deiner Entwicklung, zu deinen Fähigkeiten und Stärken, es hat dir geholfen, Krisen und Gefahren zu überstehen. Darum ist es jetzt unerlässlich, dass du den positiven Beitrag zu deinem Leben und deiner Welt würdigst. Wenn du Abschied nimmst, dann geht das nur, wenn du das Adieu verbindest mit einem gewissen Respekt.

Darum denke jetzt an die vergangenen guten Zeiten. Was immer du aufgeben möchtest – eine Gewohnheit, eine Person, eine Aktivität, eine Idee, ein Ziel, eine Überzeugung – all das hat früher zu deinem Überleben beigetragen, zu deinem Charakter, zu deiner Entwicklung. Lass dir Zeit, das nicht nur zu denken, sondern zu empfinden. Erinnere dich an die Zeiten, wo das wichtig für dich war, und empfinde die Wertschätzung, die mit diesen Erinnerungen verbunden ist. (3 Minuten)

Und nun entdecke auch die Dankbarkeit, die du für diese guten Zeiten empfindest, für diesen Beitrag zu deinem Leben. Und wenn irgendetwas dich daran hindert, das spontan zu empfinden, dann kannst du eine bewährte Formel nachsprechen und die folgenden Worte benutzen: «Danke für alles, was du mir gegeben hast... Danke für die guten Zeiten... Danke, dass du mir das geschenkt hast...» Ergänze die passenden Worte, die spezifisch angeben, worin das Geschenk bestanden hat: Verständnis... Selbstbehauptung... Fähigkeiten, die ich vorher nicht hatte... die Möglichkeit, Menschen zu treffen... die Gelegenheit zu reisen... ein Heim... Kinder... Lebenslust...

Ohne Zweifel gibt es viele Dinge in deinem Leben, die nicht da wären ohne das, was du jetzt aufgeben willst. Wenn du dich daran erinnerst, dann spürst du vielleicht Dankbarkeit und vielleicht auch etwas Trauer, weil Scheiden immer wehtut, auch wenn es notwendig ist. In diesem Zusammenhang kannst du daran denken, dass das Leben den Schmerz nicht erfunden hat, um uns zu quälen. Schmerzen sind vor allem dazu da, dass wir Besonnenheit entwickeln, dass wir nachdenklich werden, behutsam vorgehen, Bewusstsein entwickeln... (5 Minuten)

Du bemerkst wahrscheinlich, dass dieser Schritt ungeheuer wichtig ist. Wenn du ihn auslässt, dann baust du das Haus der Zukunft auf Treibsand.

Auch im Zusammenhang mit diesem Schritt ist es hilfreich, Modelle und Mentoren zu finden. Fällt dir irgendein Mensch ein, der über so viel innere Weite verfügt, dass er in seinem Leben unseren wichtigsten Gefühlen genügend Platz eingeräumt hat: der Trauer, dem Schmerz, der Liebe, der Lust? Wenn du die innere Gegenwart einer solchen Person spüren kannst, dann wird es leichter für dich, mit den widersprüchlichen Empfindungen bei diesem Schritt zurechtzukommen. (10-15 Minuten)

Komm nun mit deiner Aufmerksamkeit zurück. Atme ein Mal tief aus und öffne in deinem Rhythmus die Augen. Sei wieder hier, erfrischt und wach.

Schritt 4: Expressives Schreiben

Vielleicht hast du jetzt den Eindruck gewonnen, dass es doch gar nicht so schwer ist, etwas aufzugeben, was uns vorher wichtig war. Aber das ist oft eine Illusion. Das, was wir aufgeben möchten, ist fast ausnahmslos ein Bestandteil unseres Lebens geworden, d. h. wir spüren es mit unserem Organismus, mit unserem Fleisch und mit unseren Knochen. Darum werden auch immer wieder Zweifel kommen und Verteidigungsversuche für den Status quo; darum kommt nach den ersten Schritten einer Veränderungsoffensive so oft die «Zeit der Verleugnung». Wir finden viele Gründe, warum wir lieber alles beim Alten lassen sollten, warum die Veränderung zu riskant ist, warum unser Leben anschließend weniger reizvoll ist. Wahrscheinlich ist es nicht so sehr die Angst vor dem Neuen, als unsere körperlich empfundene Liebe zur Tradition. Wir empfinden einfach Bindungen, die wir einmal entwickelt haben, als wertvoll, auch wenn sie unsere weitere Entwicklung gefährden und uns die Luft zum Atmen nehmen.

Darum soll in dieser Phase des «Aber» und des «Das-geht-doch-nicht» ein neuer Akzent gesetzt werden. Wir müssen unseren ganzen Körper einbeziehen, wenn wir beginnen, mit der Frage zu ringen: Abschied – ja oder nein?

Jetzt ist es Zeit, dass du dein Schreibzeug herausnimmst und eine besondere Technik anwendest, nämlich die Technik des expressiven Schreibens. Dabei wirst du außer Atem geraten, weil das sowohl physische, als auch emotionale und geistige Arbeit ist. Ohne eine Pause zu machen, sollst du nämlich alles aufschreiben, was dir durch den Sinn geht – Gefühle, Gedanken, Erinnerungen, Hoffnungen. Natürlich sollst du nicht irgendetwas aufschreiben, sondern beschreibe dein Leben von dem Augenblick an, wo dir zum ersten Mal der Gedanke der Veränderung kam, bis zu diesem Augenblick. Du musst dich nicht darauf beschränken, eine Art inneres Tagebuch zu schreiben. Du kannst dich auch nach außen wenden und Menschen, Überzeugungen oder Objekte ansprechen, die von deiner Entscheidung betroffen sein werden, die irgendwie einen Beitrag geleistet haben, dass du diese Auseinandersetzung um deine Zukunft führst.

Dieses expressive Schreiben heißt nicht etwa so, weil es dabei nur um Gefühle ginge. Ideen und Gedanken sind genauso wichtig. Expressiv bedeutet hier nichts anderes, als dass nichts verschwiegen werden soll. Alles darf zu Papier gebracht werden, ohne Tabus. Darum ist der Text, den du schreibst, auch nur für dich persönlich bestimmt. Ich erwarte nicht, dass du später daraus vorliest oder dass du deine Aufzeichnungen irgendeinem Dritten zugänglich machst. Es gilt absolute Verschwiegenheit.

Expressives Schreiben ist anstrengend, darum werden wir es strikt auf 15 Minuten begrenzen. Du wirst dich dann erschöpft fühlen, aber auch erleichtert. Schreib ohne Pause, ohne den Stift vom Papier zu nehmen. Wenn dir nichts mehr einfällt, dann notiere diese Blockade... Wahrscheinlich hältst du es nicht für möglich, dass das Schreiben mit der Hand dir eine so tiefe Befriedigung geben kann. Aber rechne auch mit starken Gefühlen, mit Trauer und mit Freude. Und sei zufrieden, dass du hier eine wichtige Methode kennenlernst, auf die du immer wieder zurückgreifen kannst, wenn du mit schwierigen Gefühlen konfrontiert bist. (15 Minuten)

Schritt 5: Ritual

Am Ende des expressiven Schreibens fühlen wir uns oft etwas erschöpft und leer. Das ist ein gutes Zeichen, denn es bedeutet, dass wir die wesentlichen Aspekte unseres Konflikts ausgedrückt haben und dass sich durch den Prozess des Schreibens auch unser Körper daran beteiligen konnte. In dieser Situation benötigen die Teilnehmer oft eine gewisse Unterstützung.

Wir denken zurück, dass die brennende Kerze bereits diese Funktion hatte, dass sie durch das Spenden von Licht und Wärme unser Unbewusstes an die kosmische Sonne erinnert, die unser Leben auf der Erde überhaupt erst ermöglicht. Wir greifen bei diesem Schritt wiederum auf das Feuer zurück. Zu diesem Zweck soll die Gruppe im Freien gemeinsam ein Entsorgungs-Feuer-Ritual praktizieren. Nachdem der

Gruppenleiter ein kleines Initialfeuer angezündet hat, legt jedes Gruppenmitglied ein Stück Holz auf das Gruppenfeuer und spricht dabei ein paar Worte. Jeder soll dabei die Frage beantworten: Was gibt mir in der aktuellen Phase meines Lebens Kraft, Energie, Wärme und Inspiration?

Die Gruppe steht oder sitzt dabei um das Feuer herum, und immer ein Gruppenmitglied tritt ans Feuer, um sein Holz darauf zu legen und um zu sprechen. Allmählich wird das Feuer größer und heller.

Wenn jeder seinen Beitrag zu dem Feuer geleistet hat, wird es Zeit für den zweiten Teil des Rituals: Das Feuer wird zum Reinigungsritual.

Der Gruppenleiter wendet sich mit folgenden Worten an jeden Einzelnen: Du hast dich angestrengt, hast das Für und Wider der Veränderung in deinem Herzen bewegt... Du hast ins Auge gefasst, etwas aufzugeben, was dir bisher wichtig war... Du hast anerkannt, welchen Beitrag gerade das, von dem du dich trennen willst, in der Vergangenheit zu deinem Leben geleistet hat. Du hast beim expressiven Schreiben versucht, die Tabus im Denken und Fühlen zu ignorieren. Vielleicht hast du bereits ein hohes Maß an Klarheit gewonnen; vielleicht spürst du noch große Ambivalenz oder du hast entdeckt, dass es andere Möglichkeiten der Veränderung gibt, als etwas Wichtiges aufzugeben. Ich möchte dich jetzt zu einem wichtigen Ritual einladen, das vor allem ein Symbol der Erneuerung ist. Ganz egal, was wir in unserem Leben behalten wollen oder was wir aufgeben möchten, wir sind immer in einem Prozess der Veränderung, ob wir es wollen oder nicht. Wir werden geboren und wir werden sterben, und vielleicht wird unser Bewusstsein weiter existieren. Das Feuer, das wir gemeinsam entzündet haben, ist ein Symbol der Veränderung. Veränderung hat die bedeutende Aufgabe, Platz zu machen für das Neue. Dabei wandelt sie das Alte um in eine Grundlage für das Zukünftige. Die Asche dieses Feuers bildet einen Dünger für die Zukunft. Du kannst dich von dem Feuer ermutigen lassen, Veränderungen positiver zu sehen; sie können Wärme und Licht erzeugen. Und du kannst dieses Feuer benutzen, um den Prozess der Veränderung in deinem Leben stärker zu begrüßen. Wenn du willst, kannst du jetzt deine Aufzeichnung nehmen und sie Blatt für Blatt zerreißen und sie den Flammen übergeben.

Vielleicht spürst du aber auch, dass du deine Notizen noch behalten möchtest. Auch das ist in Ordnung, und du kannst dich dafür entscheiden.

Geben Sie genug Zeit, damit die Teilnehmer ihre Notizen in Ruhe verbrennen können. Im Anschluss an das Ritual hat die Gruppe eine Pause verdient. Bewährt hat sich eine Pause von 15 bis 20 Minuten.

Schritt 6: Der Dialog

Um etwas Wichtiges aufzugeben und um einen Neuanfang durchzuführen, genügt es nicht, ein paarmal über diesen Entschluss nachzudenken und sich diese Veränderungen vorzunehmen. Wir versuchen ja die Transformation einer Lebensphase, und die Veränderung wirkt sich auch auf unsere wichtigsten Beziehungen aus. Darum müssen wir nun die wichtigsten Beziehungen verändern. Wir müssen unsere innere Einstellung zu unseren wichtigsten Bezugspersonen auf eine neue Grundlage stellen. Wir müssen das Bild, das wir von unseren Bezugspersonen haben, verändern. Am besten geht das, wenn wir einen Dialog mit diesen Personen führen. Dieser Dialog beginnt in unserem Herzen und nicht in der Realität. Später können wir mit den beteiligten Personen von Angesicht zu Angesicht sprechen, aber zunächst geben wir uns das Recht zu «üben». Wir konzentrieren uns jeweils auf einen Menschen, der in dieser Phase unseres Lebens wichtig ist; wir sehen ihn vor uns, so deutlich wie möglich, wir schauen ihm in die Augen und dann sagen wir, was gesagt werden muss. Dabei kann es sehr gut sein, dass diese Unterhaltung nicht beim ersten Mal einen befriedigenden Abschluss bekommt. Vielleicht müssen wir diesen Dialog in zeitlichen Abständen eine Weile fortsetzen, aber wir können hier einen Anfang riskieren.

Setz dich nun wieder bequem hin und achte darauf, dass Rücken, Becken und Kopf eine gerade Linie bilden. Gestatte dir drei Seufzer zur Einleitung einer angenehmen Entspannung. Schließ deine Augen...

Stell dir jetzt bitte vor, dass die Person vor dir sitzt, an die du in diesem Zusammenhang am intensivsten denken musst; vielleicht ist das dein Partner, jemand aus deiner Familie, ein Freund oder jemand, mit dem du zusammenarbeitest. Vermutlich taucht die Person vor dir auf, die die stärksten Gefühle in dir auslöst... Sieh das Gesicht und die Augen dieses Menschen... sieh seine Frisur... sieh die ganze Körperhaltung... Versuche auch deutlich zu sehen, wie diese Person gekleidet ist, welche Farben dominieren, was sie in den Händen hält, wenn sie irgendetwas bei sich hat. Und höre auch den Klang der Stimme, wenn diese Person dich begrüßt.

Doch dann bist du an der Reihe. Höre deine eigene Stimme, wenn du sagst, was du sagen musst – Gutes, Hässliches und Überraschendes. Jetzt kannst du sagen, was du bisher zurückgehalten hast. Wie wird sich der Entschluss, dein Leben zu verändern, auf dich auswirken? Wofür wünschst du dir Verständnis oder Unterstützung?

Benutze alle deine Sinne, damit diese Unterhaltung möglichst lebensnah verlaufen kann. Verlasse dich auf dein Unbewusstes und auf dein Herz. In diesem Augenblick ist es nicht notwendig, dass du dich diplomatisch äußerst oder dich hinter einer Maske versteckst... (2-3 Minuten)

Und wenn du deine Sache gesagt hast, dann mach bitte eine Pause und sei bereit zuzuhören. Höre, was die andere Person zu sagen hat, wenn sie zu dieser Unterhaltung bereit ist. Manchmal antwortet die andere Person auch mit Schweigen; dann kannst du versuchen, in das Herz der anderen Person zu schauen, um darin zu lesen. Du wirst vermutlich überrascht sein, was du in diesem Dialog alles herausfindest. (2 Minuten)

Du musst diesen Dialog mit allen Beteiligten führen, die in deinem Leben von zentraler Bedeutung sind. Jeder von ihnen muss hören, was du zu sagen hast, und für dich ist es wichtig, dass du hörst, was jeder dir antwortet.

Diese Dialoge können anstrengend sein und hohe Konzentration erfordern, darum ist es nicht notwendig, dass du sie alle auf einmal führst. Komm später wieder darauf zurück, wenn du dich ausgeruht hast und wenn dein Entschluss weiter in dir gereift ist. Du kannst besonnen und ruhig vorgehen und darauf warten, dass du deine eigenen Kräfte klug einsetzt.

Du kannst jetzt noch eine kurze Bestandsaufnahme machen, welche Menschen als nächste an der Reihe sind für diese Dialoge. Du kannst ihnen schon eine kurze Botschaft geben, dass du auf sie zukommen wirst.

Bitte bedenke, dass diese imaginären Dialoge nicht in derselben Form in der Wirklichkeit stattfinden sollen. Wenn du alle zwölf Schritte dieser Methode absolviert hast, wirst du wissen, was du wem zu sagen hast.

Reck und streck dich nun ein wenig und atme einmal tief aus. Öffne in deinem eigenen Rhythmus die Augen und sei wieder hier, erfrischt und wach.

Schritt 7: Vergebung

Der Wunsch, etwas Wichtiges aufzugeben und einen neuen Anfang zu wagen, ruft häufig alte Gefühle von Enttäuschung und Verletzung, von Kummer und Scham hervor. Uns wird bewusst, dass wir anderen Menschen Leid zugefügt haben; und wir erinnern uns daran, dass wir selbst lieblos, rücksichtslos und verletzend behandelt worden sind.

Im vorausgegangenen Schritt 6 ging es darum, unsere Einstellung zu unseren wichtigsten Bezugspersonen zu überprüfen bzw. zu verändern. In diesem 7. Schritt versuchen wir nun, den Prozess der Versöhnung noch weiter voranzubringen. Wir versuchen, unsere eigenen Vorwürfe und unseren eigenen Ärger aufzugeben, und wir wünschen uns, dass die Menschen, die für uns am wichtigsten sind, es genauso halten. Nur wenn bei allen Beteiligten Verletzung durch Vergebung ersetzt worden ist, kann die Beziehung von neuem Leben erfüllt werden. Darum sollst du jetzt überprüfen, wie weit der Prozess der Versöhnung fortgeschritten ist.

Mach es dir auf deinem Stuhl bequem und schließ die Augen. Atme einmal tief aus und stell dir vor, dass du im Kreise deiner wichtigsten Bezugspersonen sitzt. Schau einen nach dem anderen an und bekräftige, dass du bereit bist, jedem zu vergeben, wenn er dich enttäuscht hat, dein Leid nicht richtig eingeschätzt hat, dir Verletzungen oder Schaden zugefügt hat, oder sich so verhalten hat, dass du ärgerlich oder traurig warst. Schau dich in der Runde deiner nächsten Freunde und Familienmitglieder um und erkläre ihnen, dass du von niemandem verlangst, perfekt zu handeln oder permanent liebevoll zu sein. Erkläre, dass du alles, was die Beziehung belastet, loslassen willst, weil du vor allem an der Zukunft deiner Freundschaft interessiert bist.

Schau allen in die Augen und warte, ob der eine oder andere etwas zu sagen hat... (5 Minuten)

Nun kommt der Teil dieser Klärung, der genauso wichtig ist. Es geht darum, ob du selbst die Vergebung der anderen findest. Schau jedem ins Gesicht und frage ihn direkt heraus: «Vergibst du mir?» Und auch wenn du glaubst, dass du selbst in erster Linie ein Opfer bist, sollst du diese Frage stellen.

Vielleicht hast du Glück, dass in dieser imaginären Unterhaltung alle bereit sind, dir zu vergeben. Vielleicht ist aber auch jemand darunter, der nicht dazu bereit oder in der Lage ist. Wenn das der Fall ist und wenn dir diese Vergebung sehr wichtig ist, dann kannst du dich nun an jene höhere Macht wenden, an die du glaubst, denn dort gibt es Vergebung. Bitte hier aufrichtig um Vergebung für dich... (5 Minuten)

Vielleicht musst du auch diesen Prozess der Vergebung noch einmal zu einem späteren Zeitpunkt fortsetzen. Vergebung ist wichtig für deinen Neuanfang. Du spürst, dass sie eingetreten ist, wenn du in deinem Herzen bemerkst, dass zwischen dir und der anderen Person wieder Liebe ist, Verständnis und Loyalität.

Und nun bewahre alles, was du in diesem Schritt erlebt hast, in deinem Gedächtnis auf und atme einmal tief aus. Öffne in deinem eigenen Rhythmus die Augen und sei wieder hier, erfrischt und wach. Wir werden jetzt eine kurze Pause machen, in der du dich fünf Minuten bewegen und erfrischen kannst.

Schritt 8: Gebet

Nach den beiden Schritten «Dialog» und «Vergebung» benötigen wir eine Gelegenheit zur Konsolidierung und eine weitere Brücke zur Zukunft. Im Gebet können wir unsere Hoffnungen artikulieren. In diesem «Wunschgebet» geht es nicht darum, auf magische Weise die Wunscherfüllung zu sichern. Wir bekommen vielmehr die Chance, unseren Wunsch mit aller Deutlichkeit zu erleben und auszudrücken. Dann überlassen wir unseren Wunsch dem Schicksal.

Ein Gebet hat manche Gemeinsamkeiten mit einem Ritual. Die geordnete Vorgehensweise gibt uns Sicherheit und verankert den Wunsch in uns selbst. Schwache Wünsche erfüllen sich in der Regel nicht, weil wir selber solche Wünsche sabotieren. Das Gebet ist eine gute Möglichkeit, einen Wunsch stark zu machen und unsere Bereitschaft zu verstärken, günstige Gelegenheiten zu erkennen und mit dem Schicksal zu kooperieren.

Du kannst gleich die Form eines Gebetes kennenlernen, mit dem du Herzenswünschen eine bessere Chance in deinem Leben geben kannst. Was du dafür brauchst ist Stille. Darum kannst du jetzt mit deiner Aufmerksamkeit nach innen gehen. Schließ die Augen und entspanne dich mit drei tiefen Seufzern.

Beginne dein Gebet mit Dankbarkeit für all das, was war, was gegenwärtig ist und was noch sein wird in deinem Leben... (1 Minute)

Und nun beginne den tiefsten Wunsch deines Herzens in deinem Innern zu formulieren. Was wünschst du dir von ganzem Herzen für dein Leben, jetzt nachdem du beschlossen hast, Altes aufzugeben und einen Neuanfang zu riskieren? Lass dir einen Augenblick Zeit, um passende Worte und passende Bilder in dir zu finden, was du dir für dein Leben wünschst...

Mach deinen Wunsch nun möglichst konkret, sodass du dich auch mit deinem Körper darauf einstellen kannst. Stell dir deinen Wunsch bildlich vor... fühle ihn... berühre ihn... schmecke ihn... riech daran... mach ihn in deiner Vorstellung so real es geht... Lass dir dafür ausreichend Zeit... (2-3 Minuten)

Und nun betrachte alle Vorstellungen, die du entwickelt hast, als Modelle, als Entwürfe im Buch deines Lebens... Erkläre deine Bereitschaft, dass das Schicksal oder Gott oder die höhere Macht, an die du glaubst, deinen Wunsch so realisieren möge, dass es zu deinem Besten ist... (1 Minute)

Frage die höhere Macht, was du selbst tun kannst, um deinen Wunsch zu erfüllen. Frage und warte ab und öffne dich für die Anregungen... (1 Minute)

Und nun kannst du dein Gebet schließen, indem du dafür dankst, dass du diese Gelegenheit bekommen hast...

Lass dir noch ein wenig Zeit, um über dein Gebet zu reflektieren. War das für dich eine gute Möglichkeit für diese Lebenssituation? Hat dich etwas bewegt oder überrascht? Hat etwas gemischte Gefühle ausgelöst? Wie hast du die Präsenz des Göttlichen erlebt? Hat sich irgendetwas in deinem Wunsch verändert?

In den folgenden Tagen achte bitte auf Angebote des Schicksals. Sei dankbar für Einsichten und Gelegenheiten und halte dein Herz offen.

Und nun bewahre alles, was du in diesem Schritt erlebt hast, in deinem Gedächtnis auf und atme einmal tief aus. Öffne in deinem eigenen Rhythmus die Augen und sei wieder hier, erfrischt und wach. Wir werden jetzt eine kurze Pause machen, in der du dich fünf Minuten bewegen und erfrischen kannst.

Schritt 9: Loslassen

Stell deinen Stuhl zurück und beginne, langsam im Raum herumzugehen. Schau vor dir auf den Boden und bemerke, wie du bei jedem Schritt einen Fuß vom Boden löst und gleich anschließend an einer neuen Stelle den Boden wieder berührst... Sieh dein langsames Gehen als Metapher für Abschied und Neubeginn... Lass die Erinnerung an das Alte mehr und mehr hinter dir zurück und bringe neue Bilder und neue Ideen an seine Stelle. Du kannst dein Existenz nur nach vorn leben, und du kannst nie genau sagen, wie dein Weg verlaufen wird. Zufälle, glückliche Fügungen und Prüfungen entstehen ungefragt.

Schau dich nicht um, sondern wende deine Aufmerksamkeit nach vorn auf die täglichen Aufgaben des Lebens, beruhigt darüber, dass du deine Absichten und Wünsche kennst, und im Vertrauen darauf, dass Körper, Geist und Herz in Harmonie miteinander und mit dem Rest der Welt arbeiten.

Spüre, dass du ein Teil dieser Welt bist, und vertraue darauf, dass diese Welt freundlich ist, dass sie Platz hat für dich und deine Wünsche...

Und während du weiter herumgehst, erinnere dich bitte an deinen Herzenswunsch, über den du im Gebet meditiert hast. Stell dir vor, dass diese Absicht als eine Sternschnuppe der Hoffnung um den Planeten kreist, dir voraus, dir zur Seite oder auch hinter dir. Lass das Licht der Hoffnung mehr und mehr Ressourcen an sich ziehen, damit dein Wunsch irgendwann in Erfüllung geht. Vergiss zwischendurch diesen Wunsch, damit du immer wieder Kraft schöpfen kannst aus dem, was du jetzt schon hast...

Darum bleib einen Augenblick stehen und schließ die Augen. Spüre deinen gesamten Körper. Spüre, was in deinem Bewusstsein ist, und experimentiere mit dem Gedanken:

Ich habe alles, was ich am nötigsten brauche.

Nun öffne die Augen und kehre ruhig an deinen Platz zurück.

Schritt 10: Dankbarkeit und Freude

Hier konzentrieren wir uns auf zwei Gefühle, die lebenserhaltend sind. Wie Meditation, verbessern sie unsere Blutzirkulation, sie stabilisieren unseren Herzschlag, unsere Abwehrkräfte und sie helfen uns auch bei einem abgewogenen und kreativen Denken. Dankbarkeit und Freude gelten in vielen spirituellen Traditionen als Hinweis darauf, dass der Mensch mit dem Göttlichen verbunden ist. Schamanen auf der ganzen Welt beginnen und schließen den Tag mit dem Ausdruck von Dankbarkeit, für alles, was sie auf dieser Welt erleben und was sie an Unterstützung aus der anderen Welt bekommen.

Darum gestatte dir jetzt eine kurze Meditation der Dankbarkeit. Schließ die Augen und nimm eine bequeme Haltung ein, Kopf, Wirbelsäule und Becken in einer geraden Linie. Seufze ein paarmal tief und lass dich dadurch angenehm entspannen. Schließ deine Augen und geh mit deiner Aufmerksamkeit nach innen... Denk an die Menschen, die du liebst und die dich lieben, denk an deine Arbeit und an alles, was du in deiner Freizeit genießen kannst; denk an alles, was es in deinem Leben Schönes gibt; denk an die Zeiten, in denen du glücklich warst und in denen du jetzt glücklich bist. Und selbst, wenn dir nun nur eine Sache eingefallen ist, über die du dich freuen kannst und für die du dankbar bist, dann hast du etwas gefunden, was dein Leben verändern kann... (2 Minuten)

Ich möchte dir ein Geheimnis verraten: Dankbarkeit ist ein Zwilling der Liebe. Wir sind dankbar für das, was wir lieben, und mit unserer Dankbarkeit drücken wir zugleich die Hoffnung aus, dass unsere Liebe Bestand hat und uns auch morgen erfreuen wird.

Wenn du in Harmonie leben möchtest und dir Kraft und Gesundheit für dein Leben wünschst, dann gestatte dir so oft wie möglich, Dankbarkeit und Freude zu bemerken. Sprich häufig darüber und bedanke dich bei den Menschen deines Lebens für alles, was sie dir schenken... (1 Minute)

Aber du kannst dir auch vornehmen, die Kunst der Dankbarkeit auszuweiten. Wenn du Freude empfindest über ein Lebewesen, über eine Idee, über ein Kunstwerk, über eine Landschaft oder über eine Melodie, dann gestatte dir eine kurze Pause der Dankbarkeit. Konzentriere dich auf diesen Auslöser der Freude und sage unhörbar beim Ausatmen: «Danke, dass du da bist.» Und beim Einatmen füge hinzu: «Ich freu mich über dich.»

Auf diese Weise kannst du deinem Leben eine neue Qualität hinzufügen.

Bewahre alles, was du in diesem Schritt erlebt hast, in deinem Gedächtnis auf und atme einmal tief aus. Öffne in deinem eigenen Rhythmus die Augen und sei wieder hier, erfrischt und wach. Wir werden jetzt eine kurze Pause machen, in der du dich fünf Minuten bewegen und erfrischen kannst.

Schritt 11: Rückfälle machen uns bescheiden

Auch wenn wir uns immer wieder darauf konzentrieren, dass wir das Alte aufgegeben haben und auf einem neuen Weg sind, kann es geschehen, dass wir rückfällig werden. Wir greifen zurück auf alte Gedanken, überholte Lösungen, aufgegebene Ablenkungen und Hilfsmittel und stellen fest, dass wir anfällig geblieben sind. Diese Einsicht können wir zu unserem Vorteil verwenden, indem wir uns von der Vorstellung trennen, dass wir ein Stadium der Perfektion erreichen können. Wir bleiben unvollkommen und wir verzichten darauf, uns dafür Vorwürfe zu machen.

Du kannst dich auf solche Rückfälle und Verirrungen vorbereiten.

Setz dich bequem hin und schließ die Augen. Atme einmal tief aus und stell dir vor, dass du wieder das tust, was du beschlossen hast aufzugeben. Lass deine erste Reaktion ganz nüchtern sein; sag dir im Stillen, aus der Position des freundlichen Beobachters: «Rückfällig... rückfällig... rückfällig...» Versuche diese Feststellung nicht mit Empörung oder Selbstvorwürfen zu verbinden, denn das würde dich noch anfälliger machen. Stell dir einfach vor, dass du diesen Rückfall und die damit verbundenen Vorgänge, Gedanken und Gefühle einatmest, weil du weißt, dass in dir ein geheimnisvoller Prozess der Transformation stattfinden wird. Du wirst all das Unangenehme, alles, was du bedauerst, was dir Sorgen macht, in dich aufnehmen, weil es hier in deinem Herzen von selbst umgewandelt wird in Licht und in heilsame Energie. Spüre und erlebe diese Transformation und atme das Licht und die Wärme und die Kraft in dich selbst und in dein Leben und spüre, wie dir das guttut. Wenn du das eine Weile machst, und so über deinen Rückfall meditierst, wirst du erleben, dass du dich besser fühlst als vorher. Manchmal sorgen unsere Rückfälle dafür, dass wir einen entschiedenen Schritt in die Zukunft machen können...

Reck und streck dich ein wenig. Behalte alles im Gedächtnis, was für dich wichtig ist, und atme einmal tief aus. Öffne in deinem eigenen Rhythmus die Augen. Sei wieder hier, erfrischt und wach.

Schritt 12: Ausblick

Die Methode der zwölf Schritte wird schon seit über zwanzig Jahren angewendet. Wir können sie in jeder Situation gebrauchen, wenn unser Körper bei einem Heilungsprozess Unterstützung finden sollte, denn der Lernprozess in den zwölf Schritten sorgt dafür, dass blockierte Energie wieder frei fließen kann. Heilungsprozesse verlaufen dann schneller, und das Immunsystem kann opportunistische Krankheiten besser verhindern.

Aber dieses Programm eignet sich nicht nur für physische Symptome, sondern es kann genauso effektiv Beziehungen verbessern oder selbstschädigendes Verhalten eindämmen.

Wir können uns ohnehin sehr viel häufiger fragen, was wir in unserem Leben aufgeben wollen, damit wir uns besser auf die aktuelle Lebensphase einstellen können. Wenn wir keine Begeisterung oder Freude mehr empfinden, dann ist es höchste Zeit, dass wir danach suchen, was wir aufgeben müssen.

Dieser Prozess der zwölf Schritte kann unser Leben stark verändern. Jetzt wissen wir, was wir zu tun haben, wenn wir in eine Krise oder Blockade geraten. Wir können dann viel gefasster und optimistischer reagieren, weil wir über eine wirksame Methode verfügen, unser Leben von Ballast zu befreien. In den meisten Fällen können wir damit rechnen, dass wir ungefähr 80 Prozent eines Problems mit dieser Methode lösen können, d.h. wir müssen damit rechnen, dass Reste des Themas irgendwann wieder auftauchen. Wenn uns diese Reste belasten, können wir die Methode von Neuem anwenden.

Es gibt Themen, die sehr langlebig sind und uns über viele Jahrzehnte begleiten; andere sind kurzlebiger, weil sie enger an spezifische Lebensweisen gebunden sind. Hier erleben wir dann ab und zu einen vollständigen Erfolg: Wir sind immun gegen eine ganz spezifische Schwierigkeit bzw. gegen ein typisches Verhaltensmuster.

Wenn du diese Methode in einem Durchgang kennengelernt hast, dann empfehle ich dir, zu Hause darüber nachzudenken, welche Schritte du wiederholen möchtest, und einen Plan aufzustellen, wann du dir die Zeit dafür nehmen willst.

Sobald du den Eindruck hast, dass du dein Thema befriedigend abgeschlossen hast, setz dich bitte hin und schreibe dir selbst einen kurzen Brief. Gratuliere dir für die harte Arbeit, die du geleistet hast, für deine Aufrichtigkeit, für deinen Mut und für dein Verantwortungsgefühl.

Meistens gibt es in unserem Leben etwas, was wir gern von anderen hören würden, was wir tragischerweise nie oder zu selten zu hören bekommen. Benutze diesen Brief, um dir diese Botschaft selbst zu schenken. Es ist erstaunlich, wie wohltuend ein solcher Monolog sein kann.

Steck diesen Brief in einen Umschlag und schicke ihn an deine eigene Adresse. Dann wirst du ein ganz außerordentliches Erlebnis haben. Ich gratuliere dir, dass du durchgehalten hast.

6. Gesund werden

Oft wirken wir selbst an unseren Krankheiten mit. Wenn wir das verstehen, haben wir die Chance, klüger und weiser zu werden. Viele Krankheiten verfolgen einen wertvollen Zweck. Sie lassen uns wissen, dass etwas in unserem Leben falsch läuft, und sie rufen uns auf, für Veränderungen zu sorgen. So kann man sagen, dass wir häufig die Krankheit haben, die wir brauchen. Wenn wir die Botschaft entgegennehmen, dann lernen wir daraus, und wir erhalten als Geschenk neue Gesundheit.

Die folgende Meditation trägt dazu bei, dass unsere Vitalität zurückkehrt und dass wir uns auch geistig mit unserer Krankheit auseinandersetzen. Damit die Meditation wirksam werden kann, sollte sie einmal in der Woche für etwa zwanzig Minuten praktiziert werden.

Anleitung

Mach es dir auf deinem Stuhl bequem oder leg dich auf den Boden. Schließ die Augen und achte eine Weile auf deinen Atem, wie er geht und kommt... (1 Minute)

Spüre auch deinen ganzen Körper, deine inneren Organe, deinen Kreislauf, deine Knochen und deine Haut... (1 Minute)

Während du dich weiter auf deinen Körper konzentrierst, fühle die Auswirkungen deiner Erkrankung, empfinde alle Symptome und stell dir vor, dass all die Gründe, weshalb diese Krankheit zu dir gekommen ist, fortfallen. Stell dir vor, dass deine Krankheit kein Motiv mehr hat... (2 Minuten)

Stell dir nun vor, dass deine Krankheit ein pulsierendes, helles, orangefarbenes Licht erzeugt... Dein ganzer Körper, vom Scheitel bis zur Sohle, wird von diesem orangefarbenen Licht geflutet, von außen und von innen... Und langsam, langsam ändert auch deine Krankheit ihre Erscheinungsweise... Sie wird schwächer und schwächer und verwandelt sich in reine und liebevolle Energie... (2 Minuten)

Dein Körper wird von Augenblick zu Augenblick gesünder, und dein Organismus arbeitet wieder so, wie es von der Natur vorgesehen ist... Du spürst, dass aus deinem Herzen frische Kraft strömt und sich in deinem ganzen Körper und in deinem Geist verteilt. Und diese geistige Energie manifestiert sich in drei Dingen: Du verstehst dich und dein Leben tiefer; du bist bereit zu vergeben; und du empfindest den

Wunsch, weise zu werden. Und das bedeutet, dass du das akzeptierst in deinem Leben, was du nicht ändern kannst. Denk darüber nach... (3 Minuten)

Und nun atme einmal tief aus. Öffne in deinem Rhythmus die Augen und sei wieder da, erfrischt und wach.

7. Mentale Fitness

Unser Gehirn ist ein erstaunliches Energiezentrum, das ganz genau wie das Herz ohne Unterbrechung arbeitet.

Streng genommen existiert unser Gehirn in der Vergangenheit. Die Informationen, die von den Sensoren unserer Sinne geliefert werden, erreichen unser Gehirn mit einer winzigen Verspätung. Insofern leben wir in der Vergangenheit, auch wenn wir glauben, präsent zu sein.

Wir haben uns zu sehr an die Zuverlässigkeit unseres Gehirns gewöhnt, dass wir selten etwas unternehmen, was speziell für das Gehirn gut ist. Die folgende Meditation verstärkt die Leistungsfähigkeit unseres Gehirns. Gleichzeitig kann sie helfen, das Gefühl von Angst aufzulösen, sie kann Depressionen mildern, intellektuelles Selbstbewusstsein verbessern und Lernschwierigkeiten auflösen.

Wenn wir maximal von dieser Meditation profitieren wollen, sollten wir an neun Tagen hintereinander täglich meditieren, wobei man für die einzelne Sitzung ca. zwanzig Minuten benötigt. Nach einer Pause von zwei Tagen kann sich ein zweiter Zyklus anschließen.

Anleitung

Mach es dir auf deinem Stuhl bequem und schließ die Augen. Achte darauf, dass dein Rücken ganz gerade ist, und atme ein Mal tief aus.

Nun richte deine Aufmerksamkeit bitte dorthin, wo nach alter medizinischer Überlieferung der Platz unseres dritten Auges ist, nämlich zwischen unseren Augenbrauen, oberhalb der Nasenwurzel... Damit du diese Stelle deutlicher empfinden kannst, stell dir einfach vor, dass du durch dieses dritte Auge ein- und ausatmest... (2 Minuten)

Nun geh mit deiner Aufmerksamkeit bitte zu deinem Hinterkopf, genau an das Ende deiner Wirbelsäule. Konzentriere dich für ein paar Minuten auf diese Stelle... (2 Minuten)

Stell dir nun vor, dass sich diese beiden Stellen (die Mitte deiner Stirn und die Stelle am Ende deiner Wirbelsäule) aufeinander zu bewegen und im Mittelpunkt deines Gehirns zusammentreffen. In dem Augenblick, wo sie sich vereinen, kannst du sehen, wie dabei ein Lichtpunkt entsteht, der immer größer wird, der zu einer Kugel aus weißem Licht wird, die dein ganzes Gehirn erhellt. Anfangs ist dies ein sanftes Licht, später wird dieses Licht immer heller und heller... (2 Minuten)

Das weiße Licht fließt dann aus deinem Gehirn durch deinen ganzen Körper. Du musst es nicht dirigieren, du musst ihm nicht den Weg zeigen. Lass dieses Licht in alle deine Sinne fließen und stell dir vor, dass jeder deiner fünf Sinne nun ebenfalls von dem weißen Licht erleuchtet wird. Das weiße Licht steigert die Empfindlichkeit deiner Sinne, sodass sie dir Informationen geben können, die du normalerweise nicht bekommst... (2 Minuten)

Nun lass das weiße Licht noch eine Weile dein Gehirn hell machen und alle Funktionen und Fähigkeiten stärken. Es ist nicht nötig, dass du für die Stärkung deines Gehirns neurologische Kenntnisse hast. Die Meditation ist ein geistiger Prozess, der in viele Funktionen deines Gehirns eingreift und deinen Geist weiter, offener und kreativer machen kann.

Gestatte dir jetzt, das weiße Licht in jene Bereiche deines Gehirns zu schicken, die dir besonders am Herzen liegen. Bitte das weiße Licht, auch dort für frische Energie und für eine Verjüngung zu sorgen... (2 Minuten)

Komm nun mit deiner Aufmerksamkeit wieder hierher zurück. Reck und streck dich und atme einmal tief aus. Öffne in deinem eigenen Rhythmus die Augen und sei wieder hier, erfrischt und wach.

8. Gute Gesundheit

Es gibt zahllose Möglichkeiten, wie wir unsere Gesundheit stabilisieren oder verbessern können. Aber es gibt eine Einsicht, die bei vielen Methoden eine Rolle spielt und die unser Denken und unsere Gesundheit beeinflusst. In der folgenden Meditation machen wir uns diese Einsicht zunutze. Am besten praktizieren wir die Meditation einmal in der Woche, und zwar so lange, wie wir dafür brauchen. Die beste Zeit dafür ist der frühe Morgen, gleich nach dem Aufwachen.

Anleitung

Mach es dir bequem im Sitzen oder im Liegen. Achte bitte darauf, dass dein Rücken gerade ist und dass Kopf, Wirbelsäule und Becken eine gerade Linie bilden...

Schließ dann bitte die Augen und gestatte dir einen tiefen Seufzer. Du weißt jetzt, dass du dich entspannen kannst... (1 Minute)

Nun stell dir vor, dass sich deine Gefühle, deine Gedanken, dein ganzer Körper vom Scheitel bis zur Sohle langsam, ganz langsam auflösen, Stück für Stück, bis von dir nur ein Häufchen rotes Pulver übrig ist. Was bleibt, ist dein Selbst, deine Persönlichkeit, dein Bewusstsein. Wenn es dir möglich ist, dann behalte dieses Bild vor Augen. Wenn du diese Meditation häufiger praktizierst, wirst du es mit der Zeit schaffen, zehn Minuten in aller Ruhe deine Asche zu betrachten... (3 Minuten)

Such dir nun bitte etwas aus, was deine Gesundheit nicht gerade fördert und was du bereit bist aufzugeben. Das kann alles Mögliche sein: eine Angewohnheit, eine Abhängigkeit, ein Ehrgeiz, eine Beziehung oder etwas zum Essen oder Trinken... (1 Minute)

Mach ein geistiges Bild von dem, was du aufgeben willst, und wirf es zu dem Pulver. In diesem Augenblick entsteht eine helle Flamme, leuchtend blau und weiß und sehr heiß. Dein Bewusstsein begibt sich mitten in dieses helle und heiße Licht... Und du siehst, wie ein neuer Körper um dein Bewusstsein herum entsteht – gesund und stark. Du spürst, dass jeder Teil deines neuen Körpers lebendig wird. Auch dein Geist wird wieder lebendig, und dann verschmilzt dein Bewusstsein mit deiner neuen Existenz und wird eins mit deinem Körper...

Eine Weile tanzen die Flammen noch um dich herum. Du bedankst dich bei Gott oder bei jenen höheren Mächten, an die du glaubst. Du bittest, dass dieser neue Mensch gesegnet sein möge. Atme einmal tief ein und lass das, was vom Feuer noch übrig ist, in dich hineinfließen...

Nun reck und streck dich ein wenig und öffne langsam die Augen. Sei wieder hier, erfrischt und wach.

9. Besser einschlafen 4

Die folgende Meditation kann Störungen durch Schlaflosigkeit reduzieren und Stimmungsschwankungen ausgleichen. Sie immunisiert uns, wenn wir eine zu dünne Haut haben und uns von den negativen Gefühlen und Verletzungen anderer anstecken lassen. Außerdem hilft diese Meditation gegen Ängste und Phobien sowie unkontrollierte eigene Aggressionen. Der beste Zeitpunkt für diese Meditation sind die Abend- oder Nachtstunden, etwa eine halbe Stunde, ehe wir ins Bett gehen. Um uns an dieses Einschlafritual zu gewöhnen, sollten wir es in einem Zeitraum von drei Monaten jede Nacht praktizieren. Nach einiger Zeit werden wir dabei einschlafen.

Anleitung

Leg dich bequem auf den Rücken und schließ die Augen. Rück ein wenig hin und her, bis du das Gefühl hast, dass dein gesamter Körper gut vom Boden unterstützt wird – Kopf, Nacken, Schultern, Arme, Rücken und Beine.

Richte deine Aufmerksamkeit zunächst auf deinen Atem und atme zunächst ganz normal weiter... Dann erlaube dir, ein wenig langsamer zu atmen, die einzelnen Atemzüge etwas länger und tiefer werden zu lassen... (1 Minute)

Sieh nun vor deinem geistigen Auge ein winziges weißes Licht, stecknadelkopfgroß, das wie ein fernes Leuchtfeuer blinkt...

Stell dir vor, dass du deine Arme ausbreitest und wie ein Vogel auf dem Wind zu diesem Licht schwebst. Lass das eine langsame Annäherung sein... Dein Körper fühlt sich federleicht an... Je näher du an das Licht herankommst, desto leichter wirst du... Alles, was existiert, bist du, dein Geist und das sanft blinkende, weiße Licht...

Nun kannst du dich auf ein Verhalten konzentrieren, das du gern aufgeben möchtest oder auf ein Gefühl oder eine geistige Verfassung, die du ändern willst... Stell bitte das, was du verändern willst, zwischen dich und das Licht...

Während du das tust, wird das Licht immer größer... Es wird riesengroß, doch es bleibt weiß und ruhig... Seine sanften Strahlen beginnen, den unerwünschten mentalen oder emotionalen Zustand aufzulösen; und wenn du ein Verhalten beenden willst, dann kannst du jetzt sehen, wie es von dem weißen Licht aufgelöst wird... (1 Minute)

Und während du dieser Veränderung zuschaust, hörst du einen wunderbaren Glockenklang, der von den Schwingungen des Lichtes erzeugt wird... Ein Glockenklang, der ungewöhnlich intensiv ist... mit dem langen Nachhall einer Tempelglocke... Der Klang berührt deinen Geist und deine Seele; er schenkt dir das Empfinden von Frieden und Verjüngung...

Und um dich herum kannst du nun andere Geräusche vernehmen, die du schon lange kennst – das sanfte Rauschen der Blätter, wenn der Wind durch die Bäume geht... das Plätschern von schläfrigen Wellen... das unhörbare Summen der Sterne am Nachthimmel... Alles flüstert dir zu: Schlaf jetzt... schlaf... Und du kannst dir aussuchen, wann du dieser Einladung folgen wirst, sodass du genug Schlaf bekommst, damit du am Morgen zufrieden erwachen kannst... (1 Minute)

Komm nun mit deiner Aufmerksamkeit bitte hierher zurück. Reck und streck dich ein wenig. Öffne die Augen in deinem eigenen Rhythmus und sei wieder hier, erfrischt und wach.

10. Stress lösen: Farbtherapie

Übermäßige und chronische Anspannung ist keine Erfindung unserer Zeit, die Menschen litten schon vor Tausenden von Jahren darunter. Und auch die Methoden, den Stress zu lösen, sind uralt. Hier «behandeln» wir die Spuren von Stress durch imaginäres goldenes und hellrotes Licht.

Anleitung

Während der folgenden Meditation kannst du sitzen oder liegen. Mach es dir auf deinem Stuhl oder auf dem Boden bequem und schließ die Augen. Seufze einmal tief. Signalisiere deinem Körper damit, dass er sich sicher fühlen und entspannen darf. Im Augenblick musst du nicht wachsam sein; du musst nichts leisten; du kannst dich ganz darauf konzentrieren, deinem Körper eine heilsame Pause zu schenken...

Stell dir also vor, dass du auf deinem Rücken liegst, ganz bequem und erholsam... Über deinem Kopf erscheint nun ein violettes Licht. Das violette Licht wandert über deinen Körper hinweg, vom Kopf bis zu den Füßen. Bei deinen Füßen angekommen, verlöscht es...

Du fühlst dich jetzt etwas wärmer. Und du kannst immer deutlicher erkennen, wo Spuren von Stress in deinem Körper zu finden sind... Langsam bilden sich graue und schwarze Flecken auf deinem Körper an den Stellen, wo du den stärksten Stress empfindest und die meiste Angst... (1 Minute)

Du kannst jetzt etwas Segensreiches für deinen Körper tun. Lass ein sanftes, goldenes Licht auf die Stellen scheinen, die schwarz markiert sind, damit Anspannung und Enge, Unbehagen und Verhärtung aus deinem Körper hinausfließen können... Nun lass ein hellrotes Licht auf die Stellen scheinen, die grau gefärbt sind... Stell dir vor, dass dieses hellrote Licht nicht nur die Anspannung in deinem Körper auflöst, sondern auch mentalen Stress, Angst, Aufregung und Ärger.

Lass dir genügend Zeit für diese Lichttherapie. Du kannst die Wirkung noch verstärken, indem du deine Hand liebevoll auf die gestressten Stellen legst und vielleicht eine freundliche Bemerkung dazu machst... (3 Minuten)

Komm nun mit deiner Aufmerksamkeit zurück und atme einmal tief aus. Öffne in deinem eigenen Rhythmus die Augen und sei wieder hier, erfrischt und wach.

11. Blockierte Gefühle lösen

Oft werden wir schneller gesund und regenerieren unsere Vitalität gründlich, wenn wir blockierte Gefühle lösen. Die folgende Meditation hilft uns dabei. Sie wirkt am besten, wenn sie zweimal täglich praktiziert wird – morgens und abends – über einen Zeitraum von zwei Wochen. Bald stellen wir fest, dass wir mehr Mut und weniger Angst empfinden, dass wir so viel Kontrolle haben, wie wir brauchen, und dass wir uns in unserer Haut wohlfühlen. Und vor allem spüren wir, dass unsere Lebensgeister geweckt werden.

Anleitung

Mach es dir bequem im Sitzen oder Liegen. Gestatte dir einen tiefen Seufzer und teile deinem Organismus mit, dass dies eine Zeit der Ruhe ist, die dir und deinem Körper allein gehört.

Konzentriere dich nun auf die Hohlräume in deinem Körper. Bemerke alle Höhlen und Öffnungen; denk an deinen Mund, deine Stirnhöhle, deine Nase, deinen Magen, deine Blase, deine Ohren, deinen Verdauungstrakt, deine Lunge, deine Augenhöhlen, deine Gebärmutter... Um die Gestalt dieser Körperhöhlen besser zu erfassen, kannst du dir vorstellen, dass du in eine nach der anderen hineinatmest, um sie auf diese Weise auszuloten. Und wenn du willst, dann fülle zusätzlich jede Körperhöhle mit liebevoller Aufmerksamkeit aus... (3 Minuten)

Stell dir bitte vor, dass alle diese Hohlräume sich vereinigen und eine einzige größere Höhle bilden.

Lass dir nun von der Luft helfen... Schick sie in diese große Höhle, in deinen ganzen Körper und in all deine Knochen. Lass saubere und frische Luft in deinen Organismus strömen und alle Verunreinigungen und Verstopfungen beseitigen – in deinem Körper und darüber hinaus in deinem Geist... (2 Minuten)

Und nun bemerke deinen Wunsch, dich und dein Leben zu verändern. Bemerke, wie sich dieser Wunsch in einem Gefühl physischer Kraft ausdrückt... Und dein Körper antwortet mit Entspannung und einer angenehmen Streckung... (1 Minute)

In diesem Augenblick wird es in den Hohlräumen deines Körpers warm... Ganz langsam beginnt es, und eine sanfte Glut entsteht in deinem Inneren und wärmt deinen ganzen Körper... Die Wärme strömt mit deinem Blut überallhin und entspannt Muskeln und Knochen, und sie verstärkt deinen Wunsch, gesund zu werden... Lass deinen Körper eine Weile in dieser Wärme ausruhen... (2 Minuten)

Nun wirf einen Blick in die Zukunft. Genieße den Anblick, wie du gesund bist und dein Leben wieder in die Hand nimmst, mit Kraft, Freude und Liebe... (2 Minuten)

Merke dir dieses Bild, wenn du mit deiner Aufmerksamkeit hierher zurückkehrst. Atme einmal tief aus und öffne dann in deinem eigenen Rhythmus die Augen und sei wieder hier, erfrischt und wach.

12. Die vier Elemente

Unsere Vitalität ist ein kostbares Gut. Wir müssen alles tun, um ihre Schwankungen auszugleichen und unser Energiepotenzial neu aufzufüllen.

Die folgende Meditation bezieht die unsichtbaren Energien aus unserer Umgebung ganz bewusst mit ein und schafft so eine schöne Verbindung zwischen Ich und Welt. Die Energie in unserer Umgebung ist wie ein Topf mit Gold, der zugedeckt ist mit Sand und Erde.

Diese Meditation können wir unbegrenzt oft praktizieren. Die richtige Zeitdauer haben wir schnell herausgefunden.

Anleitung

Mach es dir bequem im Sitzen oder Liegen und schließe deine Augen. Stell dich auf eine Meditation ein, die dir bestätigt, dass du in einer Welt lebst, die von Wohlwollen und Liebe geprägt ist.

Achte zunächst auf deinen Atem und beginne mit einem tiefen Seufzer. Wenn du dann langsam weiteratmest, konzentriere dich bitte nacheinander auf die vier Elemente, aus denen unsere Welt besteht: Luft, Wasser, Erde, Feuer... (1 Minute)

Und während du weiteratmest, spüre, dass du von jedem Element heilende Energie in dich hineinströmen lässt... mit jedem Atemzug...

Jeder von uns ist von dieser Energie umgeben. Sie ist unsichtbar und jederzeit verfügbar. Jeder kann sie benutzen, um das Leben reicher und stärker zu machen... (2 Minuten)

Konzentriere nun deine Aufmerksamkeit auf dein Herz. Stell dir vor, dass du anfängst, durch dein Herz zu atmen... Lass nun ein smaragdgrünes Licht in deinem Herzen erscheinen. Gib diesem Licht eine starke Anziehungskraft, die weit hinausreicht über deine eigene Körpersphäre. Lass das smaragdfarbene Licht in deinem Herzen die Energie von Erde, Wasser, Feuer, Luft anziehen und filtern, damit dein Körper die frische Kraft aufnehmen und für deine Heilung verwenden kann...

Lass die frische Kraft aus deinem Herzen in den Körper strömen, überall dahin, wo sie gebraucht wird. Du kannst ganz entspannt die frische Energie in dir kreisen lassen... (2 Minuten)

Und wenn du das Gefühl hast, dass du im Augenblick für dich genug bekommen hast, dann kannst du den Energiestrom zu den

Menschen schicken, die dir wichtig sind – zu Freunden und Feinden, zu negativen und positiven Situationen und Ereignissen, und darüber hinaus in die Welt zu allen lebenden Kreaturen, damit sie alle von der Kraft der Elemente profitieren, die in deinem Herzen verfeinert wird... (2 Minuten)

Nun kannst du diesen Energietransfer stoppen. Vielleicht hast du in dieser Meditation einen treuen Begleiter gefunden, der dich viele Jahre vital und lebenstüchtig machen wird...

Komm jetzt mit deiner Aufmerksamkeit hierher zurück, bring die neu gewonnene Stärke mit und atme einmal tief aus. Öffne in deinem eigenen Rhythmus die Augen und sei wieder hier, erfrischt und wach.

13. Die Vergangenheit verbrennen

Polarisierendes und wertendes Denken und die Aufteilung des Menschen in gute und schlechte Aspekte können uns sehr unzufrieden machen und unsere Gesundheit schwächen. Das kommt in der folgenden Meditation zum Tragen. Hier praktizieren wir etwas, was für westliches Denken überraschend erscheint:

- Wir bedanken uns für gute und für schlechte Zeiten.
- Wir vergeben denjenigen, die uns verletzt haben.
- Wir bitten um Verzeihung für unsere eigenen Lieblosigkeiten.

Anleitung

Mach es dir auf deinem Stuhl bequem. Halte deinen Rücken möglichst gerade. Beginne die Meditation mit einem tiefen Seufzer, mit dem du eine doppelte Botschaft verbinden kannst – an deinen Organismus: Im Augenblick gibt es keine Gefahr, du bist vollständig sicher; und an deinen Geist: Jetzt beginnt eine anstrengende Arbeit, die Konfrontation mit dem Leid in meinem Leben...

Stell dir vor, dass vor dir ein Gefäß steht mit vielen wunderschönen Blumen, die alle ganz unterschiedlich duften und deren Blüten alle weiß sind...

Beginne damit, dass du deine ganze Aufmerksamkeit auf einzelne weiße Blüten konzentrierst und ihren individuellen Duft bemerkst. Du kannst selbst entscheiden, wie viele dieser weißen Blüten du speziell begrüßen möchtest... (1-2 Minuten)

Sieh nun einen altmodische Herd mit einem offenen Feuer vor dir. Du kannst dieser Feuerstelle verschiedene Formen geben, wie es dir richtig erscheint: kreisförmig, quadratisch oder dreieckig... Schau eine Weile in das Feuer und überzeuge dich davon, dass die Flammen kräftig und angenehm wärmend brennen...

Greif nun in das Gefäß, nimm dir eine der weißen Blumen und denke an eine Verletzung, an ein Gefühl von Ärger, von Habsucht, von sexueller Gier oder von Hass. Denk auch an die Handlung, die damit verbunden war, eine Handlung, die von dir selbst oder von einem anderen vollbracht wurde.

Und nun sag still den Namen des Menschen, an den du denkst. Beschreibe kurz die Situation, an die du dich erinnerst, und danke der Person drei Mal, unabhängig davon, ob das Erlebnis für dich gut oder unangenehm war. Diese Geste wird dir helfen, die Vergangenheit loszulassen, den Schmerz loszulassen und die Kette der Verletzungen. Damit stoppst du gleichzeitig Aktionen der Rache, und du verhinderst, dass leidvolle Situationen noch gefährlicher und übler werden...

Leg bitte alle deine Gefühle, die mit einem solchen negativen Erlebnis verbunden sind, in die weiße Blüte, und dann wirf sie entschlossen ins Feuer. Sieh zu, wie die Blume verbrennt; bemerke, dass eine Last von deinen Schultern abfällt, dass dein Körper weniger Stress empfindet... (1 Minute)

Und so kannst du noch eine Weile verfahren:

- Nimm eine Blüte, denk an ein negatives Ereignis und die damit verbundenen Gefühle.
- Sprich den Namen der Person aus und beschreibe die Situation.
- Bedank dich drei Mal, unabhängig davon, ob das Erlebnis damals gut oder schlecht war.
- Berücksichtige dich selbst und die anderen wichtigen Menschen in deinem Leben.

Sei dir bewusst, dass du mit dieser Prozedur dafür sorgst, dass die Vergangenheit ihren Stachel verliert. Wenn das geschieht, dann wirst du frei, um in der Gegenwart Liebe und Mitgefühl zu erleben.

Und das ist ein Segen für deine Gesundheit.

Lass dir nun eine Weile Zeit, um die Kraft dieser Meditation zu entfalten... (5 Minuten)

Unterbrich nun das Reinigungsritual und bring das gute Gefühl der Erleichterung mit, wenn du hierher in diesen Raum zurückkehrst. Atme einmal tief aus und öffne in deinem eigenen Rhythmus die Augen und sei wieder hier, erfrischt und wach.

Wenn du die Meditation für dich privat durchführst, bist du zeitlich völlig frei. Vielleicht brauchst du das erste Mal sehr viel länger, um in deinem Inneren aufzuräumen...

14. Silberregen

Diese Meditation stärkt uns in der Bereitschaft, die Dinge anzunehmen, die wir nicht ändern können, und uns auf das Leben einzustellen mit all den notwendigen Konsequenzen. Diese «Kunst der Ergebung» ist der beste denkbare Überlebensskill, den ich kenne. Wir lernen dabei drei verschiedene Qualitäten: Flexibilität, Geduld und Humor. Alle drei sind die Basis für unsere Vitalität.

Hier ist es am besten, wenn die Teilnehmer auf einer weichen Unterlage auf dem Boden liegen. Diese Übung kann beliebig oft und zu jeder Tageszeit praktiziert werden.

Anleitung

Mach es dir im Liegen bequem. Schließ deine Augen und achte darauf, dass Kopf, Nacken, Wirbelsäule und Becken eine gerade Linie bilden.

Gestatte dir, einmal tief zu seufzen, und mach in dieser Weise Platz für deinen Atem und Platz für deine Gefühle... Sei dir bewusst, dass das Leben immer neue Veränderungen und Wandlungen von dir verlangt... Und nun schick deine Gedanken in die Vergangenheit und erinnere dich an einige Gelegenheiten, bei denen du gefühlsmäßig vom Wasser inspiriert wurdest... vielleicht am Kai eines Hafens, vielleicht in deinem Jacuzzi, vielleicht bei einer Reise über das Meer... (1 Minute)

Denke daran, dass dein eigener Körper hauptsächlich aus Wasser besteht und dass Wasser die Grundlage deines Lebens ist. Erinnere dich daran, wie dein Körper reagiert, wenn du krank wirst. Hast du manchmal darüber nachgedacht, was dich krank macht? Was dein Körper dir damit sagen möchte? Bist du der Meinung, dass du dein Leben auf eine positive Weise führst? Bist du glücklich?... (2 Minuten)

Wahrscheinlich denkst du ab und zu an Dinge, die du verändern möchtest, doch dir fehlt die Entschlusskraft. Heute, mit dieser Meditation, machst du einen Schritt in eine gute Richtung. Du veränderst die Art und Weise, wie dein Bewusstsein funktioniert.

Stell dir vor, dass du frisches Wasser durch deinen Körper schickst, um die Lebenskraft zu wecken, um Verbrauchtes herauszuwaschen... Schick zunächst das Element Wasser in dein Skelett. Stärke die Wände deiner Knochen, stärke dein Knochenmark und stärke ihre Verbindungen mit Muskeln und Blutgefäßen... (1 Minute)

Schick das Element Wasser auch in alle deine wichtigen inneren

Organe – in deine Nieren, in deinen Blutkreislauf, in deine Leber, in deine Lunge, in deine Schilddrüse, in Magen und Verdauungssystem. Alle diese Organe sind pausenlos beschäftigt, für deinen Stoffwechsel zu sorgen und dich mit neuer Energie zu versorgen. Gönn ihnen selbst eine Erfrischung... (2 Minuten)

Und dann tu dasselbe für deine gesamte Muskulatur und für deine Haut. Schick auch hier das Element Wasser in feinen Strömen in deinen Körper und tausche verbrauchte Flüssigkeiten aus... (1 Minute)

Stell dir nun vor, dass ein silberner Regen vom Himmel auf dich herabfällt, große und kleine Tropfen, die wie Diamanten blitzen... Lass dich von ihnen außen und innen wärmen und erneuern. Die silbernen Regentröpfchen sind auch ein Balsam für deine Nervenbahnen. Denk auch daran, etwas von dem feinen Silberregen einzuatmen, damit du dein Atemsystem und deine Lungen gründlich erfrischen kannst.

Spüre, wie sich ein Gefühl der Vitalität mehr und mehr in deinem Körper ausbreitet... (2 Minuten)

Danke nun dem Element Wasser, dass es bereit ist, deine Vitalität zu unterstützen. Bring Frische mit in diesen Raum, wenn du einmal tief ausatmest und in deinem Rhythmus die Augen öffnest. Sei wieder hier, belebt und wach.

15. Das Immunsystem stärken

Es gibt verschiedene psychologische Methoden, um das Immunsystem zu stärken:

- Wir können beobachten, wie andere Menschen eine gute Tat vollbringen.
- Wir können uns selbst hilfreich verhalten.
- Wir können Vergebung üben.
- Wir können eine gleichberechtigte Kooperation zwischen den großen Systemen unseres Organismus fördern, z. B. zwischen Körper, Gefühl und Geist.

In der folgenden Phantasiereise wählen wir die letzte Möglichkeit. Sie wendet sich an Teilnehmer in der Rehabilitation. Mit leichten Änderungen im Skript ist sie jedoch breiter anwendbar.

Anleitung

Mach es dir auf deinem Platz bequem... Gestatte dir, an deiner Genesung aktiv mitzuarbeiten. Du kannst einen wichtigen Beitrag dazu leisten, dass Geist und Körper vertrauensvoll zusammenwirken. Das ist eine wunderbare Partnerschaft, und du kannst diese Partnerschaft fördern, im Wachen und im Schlafen, und ganz besonders effektiv jedes Mal, wenn du in eine Trance gehst.

Mach es dir darum nun ganz bequem auf deinem Stuhl und schließ die Augen. Gönn dir einen tiefen Seufzer, der dir hilft, geistige und körperliche Entspannung herbeizuführen...

Wende deine Aufmerksamkeit nun bitte deinem Körper zu. Erinnere dich, was du erlebt hast in der Zeit deiner Erkrankung. Manchmal war das sehr hart für dich, und jetzt hast du das Tal durchschritten und es geht wieder bergauf mit dir. Lass uns gemeinsam dafür sorgen, dass Geist und Körper bei deiner Rehabilitation eng zusammenarbeiten.

Du weißt, dass chronischer Stress die Immunabwehr schwächt, und die Vergangenheit war sicherlich stressbeladen für dich. Wende daher nun deine Aufmerksamkeit deinem Immunsystem zu. Geh in der Vorstellung weit nach innen, in das Zentrum deines Unbewussten. Bitte deinen unbewussten Geist und deinen Körper, miteinander zu kommunizieren und sich alle Informationen zu geben, die sie brauchen, damit dein Immunsystem wieder stark und kräftig werden kann.

Geist und Körper können so eng kooperieren, dass sie genau das tun, was getan werden muss, damit dein Immunsystem sich erholt...

Du kannst diese Verständigung empfinden, wenn sie tief in deinem Inneren stattfindet. Vielleicht spürst du sie als Wärme; vielleicht kannst du sie als einen winzigen weißen Lichtpunkt entdecken; vielleicht spürst du sie als Vibration oder als feines Summen... Und während deine Abwehrkräfte stärker und immer stärker werden, weißt du, dass du jetzt besser geschützt bist vor Infektionen, und dass du mehr heilende Energie hast, um neue Lebenskraft in deinen Organismus zu bringen. Deine Muskeln gewinnen ihre Kraft zurück; du hast wieder Spaß am Essen, und dein Schlaf wird tiefer und erholsamer...

Darum bitte deinen unbewussten Geist und deinen Körper, dass sie sich über all diese Heilungsprozesse austauschen, während du in einer Trance bist, während du meditierst und darüber hinaus bei Tag und Nacht. Bitte sie, dass sie alles tun, was getan werden muss, damit du wieder gesund werden kannst. Du weißt, dass du deinen Heilungsprozess unterstützen kannst mit eigenen, heilenden Bildern. Du kannst solche Bilder verwenden, die dir gut gefallen und denen du zutraust, dass sie dich wirksam unterstützen. Du kannst die vier Elemente Feuer, Wasser, Luft und Erde in diesen Bildern verwenden; du kannst männliche und weibliche Helfer herbeirufen, Engel und Schutzgeister...

Wenn dein Heilungsprozess weiter voranschreitet, dann verändert sich auch deine Stimmung. Depressive Gedanken werden nicht länger gebraucht, weil du weißt, dass es dir von Mal zu Mal besser geht. Alles, was wir sagen oder denken, alles, was wir fühlen, unser ganzes Verhalten und unsere inneren Motive, all das hat Auswirkungen auf unseren Körper. Unser Körper entwickelt seinen eigenen Kommentar dazu. Daran werden wir immer denken, wenn wir über die Koppelung Geist-Körper sprechen.

Darum ist es auch so wichtig, dass du deutlich bemerkst, was in deinem Geist vor sich geht, welche Gedanken und Gefühle dort erzeugt werden... Bemerke deutlich, was du anderen sagst und wie du handelst. Wenn du z. B. dabei herausfindest, dass du häufig negative Wendungen benutzt, dann kannst du dich anders und positiver ausdrücken und dabei genauso realistisch sein. Auf diese Weise muss dein Körper nicht so oft Alarm schlagen und er kann in Ruhe seine Arbeit tun. Es macht dir doch keine große Mühe auf einen Satz zu verzichten, der so alarmierend klingt: «Ich habe überhaupt keinen Appetit», und stattdessen zu sagen: «Morgen werde ich wieder mit Appetit essen.»

Bedenke bitte, wie sehr es auf die Zusammenarbeit von Körper und

Geist ankommt, und diese Zusammenarbeit kannst du selbst ganz intensiv gestalten. In der Vergangenheit hast du schon eine Menge darüber gelernt, auf welche Weise Körper und Geist zusammenarbeiten. Du weißt, wie wichtig es ist, dass dein Geist deinem Körper positive Botschaften gibt, dass du wieder gesund wirst. Daran können wir auch jetzt weiter arbeiten.

Mach es dir ganz bequem und sorge dafür, dass du genau die Entspannung hast, die du in diesem Augenblick brauchst. Heute können wir uns mit der Zukunft beschäftigen, in der es dir so viel besser gehen wird und in der du dein Leben wieder genießen kannst. Geh so weit hinein in die Zukunft, bis du ann den Punkt kommst, wo deine Symptome verschwunden sind. Du hast dein Ziel erreicht und dein Körper funktioniert wieder nach seinem angeborenen Plan. Du genießt dein Leben, diese Vitalität und Energie, und deine Rehabilitation wird dankbar registriert von deinem Geist, von deinem Körper, von deinen Gefühlen. Stell dir vor, wie das sein wird, wenn du dein Leben wieder genießt... Höre dich, spüre dich, sieh dich, wie du all die alten Aktivitäten wieder aufnimmst und wieder fit bist, um sie zu genießen... Denk auch an deine Freizeit, deine Hobbys, deine Spaziergänge in der Natur, an die Zeit, die du mit deinen Freunden verbringst oder mit deiner Familie... Stell dir vor, wie es ist, wenn du wieder an deinem Arbeitsplatz bist und mit frischem Schwung da wieder anknüpfst, wo du vor deiner Krankheit aufhören musstest. Welch gutes Gefühl, von den Kollegen begrüßt zu werden, gebraucht zu werden und dazuzugehören...

Du kannst dir diese Zukunft in die Gegenwart holen und darin eintauchen. Du kannst von da positive Erlebnisberichte und Botschaften an deinen Körper und an dein Unbewusstes senden. Das kannst du in der nahen Zukunft häufiger machen.

Und jedes Mal, wenn du das machst, tust du etwas für deine Genesung...

Bringe Hoffnung und Gewissheit mit, dass du dein Schicksal beeinflussen kannst. Atme einmal tief aus und öffne dann in deinem eigenen Rhythmus die Augen. Sei wieder hier, erfrischt und wach.

16. Energieblockaden auflösen 1

Manche Schwierigkeiten und Störungen scheinen durch blockierte Energien hervorgerufen oder verstärkt zu werden, z. B.: eine schwache Zirkulation der Lymphe, chronische Müdigkeit, niedriger Blutdruck, einige Formen von Krebs und Diabetes. Diese zu geringe Energieentfaltung können wir durch Meditation verbessern, indem wir die Farbe Rot-Orange oder Bernsteingelb in den Mittelpunkt stellen. Beide Farben stimulieren Atmung, Blutkreislauf und Stoffwechsel. Damit können wir eine medizinischen Therapie wirkungsvoll unterstützen.

Anleitung

Wenn du dich mit frischer Energie versorgen willst, dann kannst du durch Meditation selbst dazu beitragen. Du weckst sozusagen deine Lebensgeister aus ihrem Schlummer.

Mach es dir auf deinem Platz bequem und schließ die Augen. Atme einmal tief aus und sage deinem Körper, dass du im Augenblick völlig sicher bist. Sage ihm darüber hinaus, dass du versuchen willst, ihm durch anregende Bilder und Vorstellungen ein Abenteuer zu verschaffen, das Kraft und Stärke mobilisieren kann.

Im ersten Bild stell dir vor, dass du in sicherem Abstand vor einem Vulkan stehst, der aktiv geworden ist. Aus dem Krater schießen rotorangefarbene Feuerfontänen in den Himmel und dunkelrot glühende Lava fließt an der Flanke des Berges hinab... Beobachte die Kraft und die Energie in dem Lavastrom, der in immer neuen Wellen den Berg hinabgleitet, um ganz unten ins Meer zu fließen. Sieh weißgelben Dampf aufsteigen. Beobachte dieses Bild eine Weile und dann stell dir vor, dass du dieselbe Energie in dir hast – in deinem Leib, in deinen Gliedern und in deiner Stimmung. Lass ein sanftes Feuer in deinen Adern glühen und stell dir vor, dass diese Energie aus deinen Fingerspitzen hinausfließt. Lass sie in kleinen Wirbeln über deinen Oberkörper kreisen und lass sie aus deinen Achseln auf beiden Seiten deiner Brust in einem kräftigen Strom nach draußen fließen. Stell dir auch vor, dass diese rot-gelbe Energie in deinem Becken kreist. Lass sie aus deinen Beckenknochen nach draußen fließen und aus beiden Leisten und aus deinem Schambein... Auf diese Weise werden deine Lymphdrüsen aktiviert... (2 Minuten)

Und nun kannst du dir die belebende Kraft des rotgelben Farbenspektrums mit einer weiteren Methode erschließen. Stell dir vor, dass du orangerotes Licht einatmest – langsam und stetig. Stell dir vor, dass du dieses Licht in deinen Verdauungstrakt schickst... in deinen Blutkreislauf... und in dein gesamtes Atmungssystem...

Atme orangerote und bernsteinfarbene Energie ein und schicke sie in dein Herz... (1 Minute)

Schicke diese warme Energie in beide Lungenflügel... Sende diese Energie auch in deine Nieren, in deine Leber und in deine endokrinen Drüsen... Schick sie in deine Sexualorgane... und in deine Haut... (2 Minuten)

Und wenn du durch eine Unterfunktion ein spezielles medizinisches Problem hast, dann schicke diese heilende orangerote Energie auch dorthin... (2 Minuten)

Prüfe einen Augenblick, ob deine Atmung und dein Puls schneller geworden sind. Das ist wünschenswert. Wenn diese Anregung irgendwann zu stark werden sollte, dann kannst du die Meditation anhalten... Vielleicht hast du auch bemerkt, dass die Bilder bei dieser Meditation Gefühle in dir wachgerufen haben, die du im Alltag nicht so deutlich wahrnimmst. Wenn das der Fall ist, dann kannst du diese Gefühle freundlich begrüßen, weil sie ein ganz wichtiger Aspekt der Lebenskraft sind. Dabei ist es völlig unerheblich, mit welchen Personen oder Ereignissen du diese Gefühle verbindest; die Gefühle selbst sind das Wertvolle, weil sie eng verbunden sind mit deiner Möglichkeit, Kraft und Energie zu mobilisieren, und davon profitiert auch deine Gesundheit.

Lass dir am Ende dieser Meditation noch ein paar Minuten, um darüber nachzudenken, worin dein eigener Beitrag besteht, dass die Energieentfaltung in deinem Körper möglicherweise gebremst ist. Behalte dabei im Auge, dass du es in der Hand hast, dein Denken und deinen Körper von überflüssigen Bremsmanövern zu befreien. (2 Minuten)

Atme nun einmal tief aus und öffne in deinem eigenen Rhythmus die Augen. Sei wieder hier, erfrischt und wach.

17. Energieblockaden auflösen 2

Dies ist eine weitere Möglichkeit, um eine eingeschränkte Energieentfaltung anzuregen. Wir können diese Meditation zweimal täglich, morgens und abends, praktizieren. Der Zeitbedarf ist gering – drei Minuten sind ausreichend. Damit eine spürbare Wirkung eintritt, sollte die Meditation drei Wochen lang praktiziert werden. Anschließend ist eine Pause von sieben Tagen ratsam. Danach kann ein neuer Zyklus von drei Wochen beginnen.

Anleitung

Mach es dir im Sitzen oder Liegen bequem... Achte darauf, dass dein Rücken ganz gerade ist... Und nun schließ bitte die Augen...

Atme drei Mal aus... Stell dir vor, dass du am Strand liegst, der Sonne zugewandt... Lass die Sonne rechts über dir am Himmel stehen und spüre ihre heilsame Wärme... Spüre ihr goldenes Licht auf deinem Leib, auf Armen und Beinen und auf deinem Gesicht. Lass dich davon einhüllen und lade das Sonnenlicht ein, dir unter die Haut zu gehen und deine Muskeln, deine Knochen zu wärmen... (1 Minute)

Stell dir vor, dass du deine Arme zur Sonne streckst, um nach den goldenen Sonnenstrahlen zu greifen. Lass sie in das Nervenzentrum deines Sonnengeflechtes hineinfließen, ungefähr eine Handbreit unter deinem Brustbein. Wenn du bemerkst, dass dein Sonnengeflecht auf das Sonnenlicht antwortet, dann atme einmal erleichtert aus... Spüre mit allen Sinnen, dass das goldene Sonnenlicht von deinem Solarplexus ausstrahlt in deinen ganzen Organismus... (1 Minute)

Spüre wie das Sonnenlicht in deinen Körper strömt, seine Farbe ändert und blau wird wie das Licht des Himmels, der die Sonne umgibt... Lass blaues Licht in dir pulsieren, ein langer und breiter Fluss, von dem viele kleinere Verzweigungen nach allen Seiten gehen...

Spüre, dass dein ganzer Organismus erfrischt und belebt wird durch das blaue Licht des Himmels; spüre, wie dein Organismus auf diese neue Energie antwortet; spüre die Antwort auch in deinem Geist, und gib dir die Erlaubnis, dich stärker für das Leben zu öffnen. Bitte dein Unbewusstes, dich bei diesem Prozess zu unterstützen... (1 Minute)

Komm nun mit deiner Aufmerksamkeit hierher zurück. Atme einmal tief aus. Reck und streck dich ein wenig und sei wieder hier, erfrischt und wach.

18. Das Nervensystem stärken

Das Zentralnervensystem dient uns auf doppelte Weise. Es verarbeitet Informationen, die von außen kommen, und es nimmt Einfluss auf unsere autonomen, vegetativen Körperprozesse (z. B. Blutdruck, Herzfrequenz, Muskeltonus usw.). Wir können uns dieses System als eine Kommunikationszentrale vorstellen, in der immens viel Wissen gespeichert ist. Wir können in einem gewissen Umfang dafür sorgen, dass wir dieses Wissen frei fließen lassen.

Die folgende Meditation stärkt unseren Nervensystem, wenn wir besondere Arbeitsbelastung schultern müssen, wenn wir Ärger bewältigen müssen oder anstrengende Konfrontationen.

Diese Meditation sollte einmal täglich über einen Zeitraum von neun Tagen praktiziert werden. Dann wird eine Pause von neun Tagen empfohlen. Sechs Zyklen pro Jahr reichen aus.

Anleitung

Wenn du dich belastbar machen möchtest oder aus einem medizinischen Grund dein Zentralnervensystem stärken musst, dann kannst du diese Meditation anwenden.

Mach es dir auf deinem Stuhl bequem und schließ die Augen. Atme einmal aus, langsam und bedächtig... Achte eine Weile auf alle externen Geräusche... (30 Sekunden)

Und nun achte auf die internen Geräusche deines Körpers und deines Geistes... (2 Minuten)

Betrachte alle Geräusche als deine Freunde...

Nun geh mit deiner Aufmerksamkeit unmittelbar unter dein Schädeldach, an den Beginn deiner Wirbelsäule, und lass dein Bewusstsein dann Wirbel für Wirbel nach unten wandern, bis in dein Steißbein... Von dort geh bitte den ganzen Weg nach oben unter das Schädeldach zurück. Bitte mach das im Ganzen drei Mal... (5 Minuten)

Stell dir nun vor, dass du mit deinem Bewusstsein in das Innere deiner Wirbelsäule gehst, in dein Rückenmark. Warte hier geduldig auf eine Einladung deines Körpers. In der Regel bekommst du hier den Vorschlag, eine Reise durch deinen Körper zu machen... Lass dir Zeit für diese Inspektion... (5 Minuten)

Wenn du von deiner Inspektionsreise durch den Körper zurückgekehrt bist, dann geh mit deiner Aufmerksamkeit ganz nach oben unter dein Schädeldach an das äußerste Ende deiner Wirbelsäule. Schicke von dort ein sanftes, bläulichweißes Licht nach unten in dein Zentralnervensystem. Beobachte, dass sich dieses Licht, von deiner Wirbelsäule ausgehend, um deinen Körper herum ausbreitet, sodass du von einer Aura aus bläulichweißem Licht umgeben bist, die dich nach allen Seiten umhüllt. Gestatte dir, in dieser Aura auszuruhen, und spüre, dass in dieser tiefen Ruhe Einsichten und Informationen in dein Bewusstsein fließen. Es ist nicht notwendig, dass du alle diese Informationen sofort verstehst; mit der Zeit werden sie dich aufklären. Gestatte dir, der Weisheit deines Organismus zu vertrauen. Dein bewusster Geist ist ein kleiner Teil dieser immensen Weisheit, die im Leben deines Körpers verborgen ist… (5 Minuten)

Und nun ist es Zeit, dass du mit deiner Aufmerksamkeit hierher zurückkehrst. Atme einmal tief aus und bring Vertrauen, Ruhe und Stärke mit hierher zurück. Öffne in deinem eigenen Rhythmus die Augen und sei wieder hier, erfrischt und wach.

19. Imaginäre Massage

Eine imaginäre Massage ist immer erfreulich und heilsam. Warum ist Massage so wirksam? – Fast jeder hat das Bedürfnis berührt zu werden. Am Anfang unseres Lebens trägt der physische Kontakt zur Mutter dazu bei, dass unser Organismus die immense Herausforderung annehmen kann, zu wachsen und einen vollständigen, unabhängigen Körper zu bilden. In Stresssituationen wird unser Hunger nach physischer Nähe und Berührung wieder akut. Unser Organismus erhält dadurch vitale Signale: Du bist sicher; du bist beschützt; es ist jemand für dich da; du bekommst, was du brauchst...

Auch wenn wir Nähe und Berührung in der Phantasie erleben, dann entfalten Bilder und Gedanken eine heilsame Atmosphäre in unserem Geist und in unseren Gefühlen.

Anleitung

Mach es dir im Sitzen oder Liegen bequem... Schließ behaglich die Augen und gestatte dir, einmal entspannt zu seufzen. Du sagst deinem Körper dadurch, dass du in Sicherheit bist, und deinem Geist gibst du das Signal, dass nun eine Zeit des Genießens beginnt...

Stell dir vor, dass unsichtbare Hände anfangen, dich zu massieren, zu streicheln, zu kneten, genau so, wie du es am liebsten magst. Diese magischen Hände sind in der Lage, dich von außen zu berühren, aber sie können das auch von innen tun.

Und das Schönste ist, dass diese unsichtbaren Hände sich in allem nach dir richten. Du kannst sie so groß machen, wie es für dich optimal ist, und du kannst ihre Größe beeinflussen. Du kannst auch die Art der Massage bestimmen und natürlich kannst du entscheiden, wo massiert werden soll...

Vielleicht hast du verspannte Schultern, die sich Lockerung wünschen; vielleicht ist deine Brust verspannt, und dein Herz wünscht sich mehr Platz; vielleicht wünscht sich dein Verdauungssystem Anregungen und mehr Lockerheit; vielleicht kann sich dein Gehirn mehr Phantasie gestatten, wenn deine Kopfhaut massiert wird...

Prüfe auch, wie deine inneren Organe auf diese Idee reagieren. Vielleicht wünscht sich dein Herz eine freundliche Behandlung oder dein endokrines System oder dein Atemtrakt oder deine reproduktiven Organe. Du selbst weißt am besten, wo die unsichtbaren Hände deinem Körper guttun. Lass dich von ihnen verwöhnen: Sie regen dich physikalisch und sinnlich an und stimulieren deine Lebensenergie, aber darüber hinaus kann dir die Massage etwas für dein Herz geben: Fürsorge, Zuwendung und die Erinnerung an Zeiten, wo du dir ganz sicher warst... Lass dir nun viel Zeit für diese imaginäre Massage... (6 Minuten)

Komm jetzt mit deiner Aufmerksamkeit hierher zurück und atme einmal tief aus. Bring die warme Energie dieser Meditation mit dir, wenn du die Augen in deinem eigenen Rhythmus öffnest. Sei wieder hier, erfrischt und wach.

20. Dschungelphantasie

Oft bemerken wir unseren Körper erst, wenn es Probleme gibt. Wenn alles gut läuft, funktioniert unser Kontakt mit dem Körper, ohne dass wir uns dessen bewusst wären; und nur im Notfall, wenn Reparaturmaßnahmen erforderlich sind, bekommt der Körper die Aufmerksamkeit unseres Geistes.

Es ist nicht leicht, eine andere Haltung zu praktizieren und unser Bewusstsein kontinuierlich mit unserem Körper zu verbinden, auch wenn es uns gut geht. Unsere Sinne können uns dabei helfen. Wir können sie einschalten. Außerdem sind unsere Sinne die zuverlässigste Quelle für Lebensfreude.

In der folgenden Übung öffnen wir also die Tür in das Reich der Sinne. Für eine kurze Weile übergeben wir die Führung an unser Unbewusstes.

Anleitung

Mach es dir auf deinem Platz bequem und schließ die Augen. Atme einmal tief aus begib dich dann in der Phantasie auf eine Reise in ein tropisches Land...

Du bist im Dschungel, in einer Umgebung, in der es sehr warm ist... sehr feucht... durch eine wild wuchernde Vegetation...

Lass es in deiner Vorstellung dunkel sein... Noch liegst du in deinem Schlafsack... Um dich herum summen schon Insekten. Die pechschwarze Nacht verliert ihre Tiefe und es wird immer heller... Du erkennst Mahagonibäume, Riesenfarne und Dschungellilien... Du fühlst, dass du tief im Regenwald bist...

In der Ferne hörst du das Gebrüll von Affen und die sehnsüchtigen Schreie unsichtbarer Vögel. Vom Boden steigt Dampf auf und die Luft wird von Minute zu Minute wärmer. Durch das Blätterdach dringt mehr und mehr das Licht der Sonne und erzeugt geheimnisvolle Muster aus Licht und Schatten... Du machst dich auf den Weg, um deine Umgebung zu erforschen. Manchmal musst du deine Machete benutzen. Der Waldboden ist weich wie ein Schwamm, und die Luft wird immer wärmer und feuchter... Bald läuft dein Schweiß in Strömen... Deine Kleidung klebt am Körper, salzige Tropfen lassen deinen Blick unscharf werden. Du findest den Weg, indem du deinen Instinkten folgst...

Dann kommst du an eine Lichtung mit hell leuchtenden Felsen. Du erkennst den Eingang zu einer Grotte und davor ein Wasserbecken. Das Wasser riecht nach Schwefel, aber es ist ganz klar und leuchtet hellblau. Du entdeckst, dass es mehrere von diesen Bassins gibt. Du ziehst dich aus und setzt dich in eins dieser Becken. Hier kannst du dich ausruhen und erfrischen. Dann geschieht etwas Erstaunliches: Das Becken wird immer größer und größer. Zuerst so groß wie ein Schwimmbad, dann so groß wie ein kleiner Teich, dann so groß wie ein Fußballplatz und schließlich so groß wie ein Stausee... Du schaust nach oben und siehst, dass die Wipfel der Bäume weit, weit entfernt sind. Du verstehst, dass dein Becken nicht größer geworden ist, sondern dass du selbst immer kleiner geworden bist, dass du schrumpfst und kleiner und kleiner wirst. Du bist bereit, diese Veränderung hinzunehmen als Tribut an das Abenteuer...

Ein großer, orangefarbener Schmetterling mit riesigen Flügeln setzt sich auf den Rand des Beckens und schaut dich an. Du kletterst auf seinen Rücken und lässt dich von ihm in die Höhe tragen, höher und höher. Der Flug erinnert dich am Anfang an eine Reise in der Achterbahn. Später über den Wipfeln wird der Flug ruhiger... Es geht immer höher und höher hinauf; du selbst schrumpfst und wirst kleiner und kleiner, bis nichts mehr von dir übrig geblieben ist. Nur dein Bewusstsein gleitet noch durch den tropischen Himmel. Dein einziger Begleiter ist der Wunsch, irgendwann einen neuen Körper zu bekommen. Du kannst die neue Perspektive benutzen, um dich und dein Leben besser zu verstehen. Einiges ist nicht so, wie es scheint... Manches muss kleiner werden, manches größer... (3 Minuten)

Nun ist es Zeit, dass du von diesem Abenteuer zurückkehrst. Reck und streck dich und atme einmal tief aus. Öffne die Augen in deinem Rhythmus und sei wieder hier, erfrischt und wach.

21. Körperbild

In unserer Phantasie können wir Wunschbilder erzeugen und diese als Matrix benutzen, der wir uns anpassen. Dagegen ist nichts einzuwenden, sofern solche Wunschbilder unser Leben bereichern. Hier konzentrieren wir uns auf unsere Figur. Besonders wenn gesundheitliche Motive damit verbunden sind, können wir uns auf diese Weise sinnvoll helfen lassen.

Anleitung

Wer von uns hat nicht ab und zu ein Bild vor Augen, das uns so zeigt, wie wir uns gerne sehen würden? Manchmal möchten wir unseren Körper verändern; und manchmal ist es sinnvoll, dass wir unseren Lebensstil ändern, um uns unserem Idealbild anzunähern. Wir können eine leichte Trance benutzen, um Illusion und Wirklichkeit näher zusammenzubringen.

Mach es dir auf deinem Platz bequem und schließ die Augen. Gestatte dir, die nächsten Minuten mit deiner Phantasie zu spielen, unterhaltsam und leicht... Betrachte ein Duplikat von dir... sieh dich, wie du vor dir stehst... sieh dich ungefähr so, wie du gern sein möchtest. Du kannst dich auch ganz genau so sehen, wie du gern wärest. Das ist Geschmacksache... Denke daran, dass du durchaus die Möglichkeiten dazu hast... Lass alle Gedanken los, die dich einschränken und sei so, wie du gerne sein möchtest... Stell dir dein ideales Körperbild vor... bis du es ganz deutlich und klar mit deinem geistigen Auge sehen kannst...

Vielleicht kannst du dieses Bild ganz realistisch machen, und dann zusehen, wie du einen Schritt tust und mit dem Bild verschmilzt... mit dieser Gestalt, die du dir wünschst... Achte darauf, dass diese wirklich deinen Wünschen entspricht. Vielleicht musst du hier und da noch eine Veränderung vornehmen, denn du willst ja nachher damit zufrieden sein... Beweg dich ein wenig in diesem Bild... genieße es und spüre Energie und Kraft... Sei dir klar, dass du dieses Bild in deinem Geist verankern musst, damit deine Wünsche wahr werden können... Dieses ideale Bild in deinem Geiste kann dich inspirieren, deinen Lebensstil so zu gestalten, dass du diesem Bild nahekommst... auf ganz natürliche Weise, auf eine gesunde Weise, auf eine überraschende Weise...

Nun kannst du ganz entspannt abwarten. Deine Botschaft ist in der

Zentrale angekommen und du kannst dich überraschen lassen, was daraus wird. Erinnere dich daran, dass am Anfang spannender Geschichten sehr oft Bilder stehen. Weißt du, wie der Mensch geschaffen wurde?... Ja, am Anfang war das Bild, und so kannst du es auch halten...

Warte und öffne in deinem eigenen Rhythmus die Augen, erfrischt und voller Hoffnung.

22. Allergie

Die Betroffenen wissen, dass bei einer Allergie eine Art Fehlalarm im Immunsystem stattfindet. Eine harmlose Substanz wird als Gefahr für den Organismus gedeutet, und der Körper antwortet mit Asthma, Ekzemen, Heuschnupfen und ähnlichen Unannehmlichkeiten. In der Imagination können wir diese Überempfindlichkeit beruhigen und dem Körper signalisieren, dass er sich sicher fühlen kann. Nicht immer, aber sehr häufig reagiert der Organismus günstig auf die folgende Imagination.

Anleitung

Mach es dir auf deinem Platz bequem und schließ die Augen. Erlaube dir drei tiefe Seufzer, mit denen du dir bestätigst, dass du im Augenblick ganz sicher bist, und mit denen du Mitgefühl mit deinem Körper ausdrückst, der unter der Allergie leidet... (1 Minute)

Während deine Augen nun bequem geschlossen sind, kannst du dir ein weißes Licht über dir vorstellen, das langsam näher kommt. Es lässt ein Netz aus weißem Licht entstehen, eine Art sicheres Moskitonetz, eine Art Zelt aus vibrierender, prickelnder Energie. Das Netz umgibt und schützt dich vollständig. Nichts kann durch dieses Netz aus Licht hindurchdringen, was dir schaden oder Unruhe bringen könnte... Ganz sicher und behaglich; ganz entspannt und locker kannst du darin liegen. Und du siehst, dass dieses weiße Licht deinen Körper überall mit seiner heilenden Helligkeit berührt, mit diesem vibrierenden Weiß, das alles, was es berührt, neu und schön macht...

Du spürst, wie auch die Luft um dich herum von diesem Licht angeregt wird zu schwingen. Die vibrierende Energie der Luft überträgt sich auf deinen Körper und sinkt sanft ein in Nacken und Schultern, in Kopf und Brust... Eine sanfte Wärme durchdringt alles, was angespannt und eng ist – im Rücken und in der Brust – und unmerklich lösen sich Anspannung und Enge, alles wird weicher und wärmer... Die Wärme sinkt auch deine Wirbelsäule hinab und verwöhnt deinen Rücken und dein Becken und erreicht alle inneren Organe, tiefer und tiefer, Schicht um Schicht, eine Wohltat und Unterstützung für ihre Funktion, für ihre Zuverlässigkeit... Und dieses warme Licht und die vibrierende Energie tut auch deinem Bauch wohl. Angespannte Muskeln können sich öffnen, warm werden, zur Ruhe kommen...

Und weiter hinab durch die Beine bis in die Füße und bis in die Spitzen deiner Zehen kannst du dieses vibrierende, heilende, weiße Licht spüren, das in deinem Körper wahre Wunder vollbringt. Und mit nachtwandlerischer Sicherheit findet es die Stellen, wo es am meisten gebraucht wird, wo Unruhe ist, Anspannung, Irritation, und überall da kann es beruhigen und Sicherheit schenken...

Spüre auch, wie das weiße Licht überall da einsinkt, wo dein Gewebe geschwollen oder empfindlich ist... Spüre, dass dein Gewebe zur Ruhe kommt, zu seiner ursprünglichen Größe zurückfindet, und vielleicht öffnet sich dein Atmungssystem wieder, sodass die Luft freier und leichter durch deinen Kopf, durch deinen Hals, durch deine Brust strömen kann; vielleicht können auch die Muskeln um die Bronchien und um die Luftröhre herum ihre Anspannung beenden und Platz machen, sodass mehr Offenheit entsteht für deinen Atem...

Aber vielleicht brauchst du das heilende, weiße Licht vor allem in deinem Bauch und in deinem Magen, damit Entzündungen gelindert und Reizungen beruhigt werden können, sodass dein Gewebe abschwellen und seine alltägliche Funktion wieder erfüllen kann. Ruhig und sicher, dass alle Schleimhäute wieder routinemäßig arbeiten, so wie es von der Natur vorgesehen ist – gut durchblutet und mit Energie versorgt und von dem weißen Licht sanft gewärmt...

Vielleicht brauchst du das heilende Licht auch als Balsam auf deiner Haut und als Linderung, damit alles, was geschwollen und entzündet war, was gereizt und irritiert war, jetzt wieder in seine ursprüngliche Form zurückkehren kann – gesund, glatt, mit neuen Zellen und mit der Temperatur, die du dort magst...

Du siehst, wie das weiße Licht den Zellen deines Körpers wie ein Leuchtfeuer dient, das die Botschaft aussendet: Du bist ganz sicher, alles verläuft, wie es sein soll. Und diese beruhigende, klare Botschaft kann deinem Körper helfen, seine Kraft aufzusparen für Krisen, wenn sie einmal kommen sollten. Aber jetzt ist alles sicher und die Wächterzellen deiner Lunge, deiner Eingeweide und deiner Haut können sich zurücklehnen, weil alles gut läuft. Sie können wachsam bleiben, aber ganz entspannt. Sie können ihre Kraft aufsparen für die Gelegenheiten, wo sie wirklich gebraucht werden.

Nicht nur die Körperzellen verstehen das, sondern auch dein Herz und dein Geist... Du kommst zur Ruhe und entwickelst innere Gelassenheit... Deine Umgebung lässt dich jetzt in Ruhe und du kannst deine Energie für die wichtigen Herausforderungen aufsparen. Jetzt fühlst du dich sicher und stark, ausgeglichen und widerstandsfähig...

gut geschützt durch deine Haut und durch das Netz aus weißer Energie, das dich umgibt... Stille und Frieden erfüllen dein Zentrum und du fühlst dich stärker und robuster, als du es lange Zeit warst...

Wie angenehm, so friedlich und behaglich zu atmen... entspannt und sicher... durchdrungen von dem heilenden weißen Licht... überall im Körper das Empfinden von Wärme und Vitalität... Und so kannst du jetzt dem weißen Licht Adieu sagen, wenn es zurückkehrt zu seiner Quelle. Du weißt, dass du es jederzeit wieder herbeirufen kannst, wenn du das möchtest...

Bring nun dieses Gefühl des Geschütztseins hierher zurück in diesen Raum... Atme einmal tief aus und dann öffne in deinem eigenen Rhythmus die Augen. Sei wieder hier, erfrischt und wach.

23. Liebe deine Leber!

Die Leber gehört zu den wichtigen Organen, die wir oft im Schatten unserer Unaufmerksamkeit lassen. Wir nehmen sie erst dann zur Kenntnis, wenn sie uns größere Schwierigkeiten macht. Dabei sendet uns auch die Leber rechtzeitig Alarmsignale, die wir jedoch häufig falsch interpretieren.

Hier machen wir den Vorschlag, einmal jeden Monat einen heiligen Tag der Leber zu feiern und die folgende Meditation zu praktizieren. Das hat zur Folge, dass wir ganz automatisch unsere Aufmerksamkeit häufiger auf unseren Lebensstil richten, um der Leber ihre Arbeit zu erleichtern. Hier gibt es zwei Dinge zu bedenken: Die Leber reinigt nicht nur unseren Körper und unseren Stoffwechsel, sondern sie reagiert auch darauf, wenn wir unser Leben von überflüssigen Gefühlen befreien, von geistiger Unordnung, von unnötigem geistigen und materiellen Gepäck und von allem, was giftig für uns ist. Wenn wir diese Meditation praktizieren, finden wir leichter Lösungen für chronische mentale und physiologische Probleme. Wir verbessern nicht nur die Vitalität unserer Leber, sondern stärken auch die Abwehrkraft unseres Stoffwechsels gegen toxische, emotionale und intellektuelle Prozesse.

Anleitung

Mach es dir auf deinem Platz bequem und schließ die Augen. Mach deinen Rücken bitte ganz gerade und gestatte dir einen tiefen Seufzer. Mit diesem Seufzer bestätigst du deinem Organismus, dass du sicher bist und dass im Augenblick keinerlei Stressreaktion erforderlich ist. Gleichzeitig sendest du eine liebevolle Botschaft an deine Leber. Und in diesem Falle ist es empfehlenswert, wenn du deine Botschaft ausführlich gestaltest: «Liebe Leber, es tut mir leid, dass ich dich so lange ignoriert habe. Ich möchte das ändern. Ich danke dir für deine aufmerksame Arbeit und deine unerschütterliche Zuverlässigkeit...» (1 Minute)

Schick nun dein Bewusstsein in das Innere deiner Leber. Begleitend kannst du deine rechte Hand auf deinen Bauch legen, unter deinen rechten Rippenbogen...

Und nun lass in deiner Leber ein smaragdgrünes Licht aufleuchten. Dieses Licht kann anfangen, deine Leber zu reinigen und zu stärken, und dann kann es von dort weiter ausstrahlen, um deinen ganzen

Körper zu reinigen von Krankheit, Schmerz und Müdigkeit. Lass dir genügend Zeit, um diesen Prozess mit deiner ganzen Aufmerksamkeit und Zuwendung zu begleiten... (3 Minuten)

Lass das grüne Licht auch deinen Geist reinigen von schädlichen Gedanken, Verhaltensmustern, Gefühlen und Einstellungen... (2 Minuten)

Bleibe bitte mit deiner Aufmerksamkeit noch eine Weile in deiner Leber und lass das grüne Licht weiter leuchten. Du kannst dir jetzt Ruhe gönnen und darauf vertrauen, dass deine Leber beginnt sich zu regenerieren... (2 Minuten)

Kehre nun mit deiner Aufmerksamkeit hierher zurück. Atme einmal tief aus und öffne in deinem eigenen Rhythmus die Augen. Sei wieder hier, erfrischt und wach.

24. Fruchtbarkeit des Mannes

Die reproduktive Energie des Mannes ist ein Aspekt der sexuellen Energie und darüber hinaus der kreativen und intellektuellen Energien. Bei dieser Energie geht es nicht nur um die Fähigkeit des Mannes, Kinder zu zeugen, sondern es geht auch um Selbstvertrauen, Optimismus und Vertrauen in das Leben.

Oft betrachten Männer ihre reproduktive Energie als Selbstverständlichkeit, als Dienstleistung ihres Körpers. Sie sind sich nicht der Tatsache bewusst, dass die Zeugungskraft zu den großen Wundern der menschlichen Existenz gehört, die unsere Aufmerksamkeit und unseren Respekt verdient. Männern, die Probleme bei ihren intimen Beziehungen haben, sich als Mann unsicher fühlen oder Zeugungsschwierigkeiten haben, kann diese Meditation helfen.

Für diese Meditation sollten wir uns mindestens zwei Wochen lang täglich ungefähr eine Viertelstunde Zeit nehmen. Wenn es uns in erster Linie darum geht, das Empfinden unserer Männlichkeit lebendig zu halten, dann genügt es, die Meditation in Abständen von ca. einem Monat zu praktizieren.

Anleitung

Mach es dir auf deinem Platz bequem und schließ die Augen. Achte darauf, dass dein Rücken ganz gerade ist und dass Kopf, Nacken und Becken eine gerade Linie bilden. Atme einmal tief aus und überlass dann deinen Atem sich selbst. Konzentriere deine Energie nun auf dein Geschlecht. Geh mit deiner ganzen Aufmerksamkeit in deine Sexualorgane und gewöhne dich daran, dich auf diesen Bereich deines Körpers zu konzentrieren, auch wenn du nicht erregt bist... Bitte beginne die unermessliche Kraft deiner sexuellen Energie zu spüren und deiner Fähigkeit, Kinder zu zeugen... Du hast diese Energie von Vätern, Großvätern und Urgroßvätern geerbt und von unzähligen Generationen vor ihnen. Sie alle waren mit dem Wunder der Zeugungsenergie beschenkt und haben sie als Geschenk der Natur benutzt, um das Leben weiterzugeben... Spüre diese geheimnisvolle Kraft auch in dir... (2 Minuten)

Wenn du dazu bereit bist, dann kannst du nun zu deiner eigenen Fortpflanzungsfähigkeit und zu deinem Samen sprechen: «Bitte vergib mir, dass ich dich so oft übersehen habe, dass ich mich nicht zu dir bekannt habe. Heute möchte ich dir sagen, dass ich stolz auf dich bin und dass ich mein Leben so führen will, dass ich dich schütze...»

Spüre, wie diese kostbare Energie in deinem Körper nach oben strömt und in deinem Herzen zur Ruhe kommt. Hier können sich die vitalen Energieströme von Fortpflanzung und Lust mit der Energie deines Herzens verbinden... Wenn diese Energieströme zusammentreffen, dann wirst du zunächst einen stecknadelkopfgroßen, roten Lichtpunkt sehen, der größer und größer wird, bis dein ganzes Herz mit einem warmen orangeroten Licht angefüllt ist. Gestatte dieser vitalen Energie, dir Verständnis zu bringen, Heilung und Kraft für deinen gesamten Organismus, für dein gesamtes Leben... (3 Minuten)

Komm jetzt mit deiner Aufmerksamkeit hierher zurück. Atme einmal tief aus und öffne in deinem eigenen Rhythmus die Augen. Sei wieder hier, erfrischt und wach.

25. Fruchtbarkeit der Frau

Die reproduktive Energie der Frau ist mit tiefer Weisheit verbunden. Diese Energie ist stiller als das männliche Pendant, und sie bewegt sich in extremen Tiefen des Lebens. Unser medizinisches Verständnis kann nur einen kleinen Teil dieser Energie würdigen. Diese natürliche Stärke schützt Frauen jedoch nicht davor, sich unsicher zu fühlen, ihren Wert zu bezweifeln und ihren eigenen Körper zu kritisieren.

Diese Meditation stärkt nicht nur die Empfängnisfähigkeit, sondern sie bekräftigt das Gefühl des eigenen Wertes, der eigenen Rechte und der Ebenbürtigkeit mit dem Mann. Damit diese Meditation wirksam wird, sollte sie dreißig Minuten lang praktiziert werden.

Anleitung

Bitte mach es dir auf deinem Platz bequem und schließ die Augen. Mach deinen Rücken ganz gerade und atme einmal tief aus. Mach dabei Platz in dir, sodass du mit deinem Bewusstsein in deinen Bauch gehen kannst, in das Zentrum deiner Gebärmutter. Sei ganz sanft und ruhig und gewöhne dich daran, mit deiner vollen Aufmerksamkeit so tief in dir selbst zu sein. Leg eine Hand auf deinen Bauch, als Geste, dass du dich deinen weiblichen Organen liebevoll zuwenden willst. Und während du mit deiner ganzen Konzentration in deiner Gebärmutter bist, sprich zu dieser Quelle des Lebens: «Hallo, wie geht es dir? Was kann ich für dich tun? Es tut mir leid, dass ich mir so selten Zeit genommen habe für dich. Ich möchte das ändern. Ich bin stolz auf dich... Du bist ein großes Wunder und ich möchte alles tun, um dich zu schützen...»

Und nun sieh bitte, dass zunächst nur stecknadelkopfgroß ein hellrotes Licht aufleuchtet, das immer größer wird und deine ganze Gebärmutter erleuchtet und wärmt, und von dort weiterfließt durch deinen Körper und Geist, und von dort zurückkehrt und sich in deinem Bauch konzentriert... Bleib mit deiner ganzen Aufmerksamkeit in deinem Bauch, in der Quelle des Lebens. Das ist alles, was du tun musst. Lass das rote Licht für dich wirken... (3 Minuten)

Bring nun dieses Gefühl der Stärke und des stillen Wissens mit zurück. Atme einmal tief aus und öffne in deinem Rhythmus die Augen. Sei wieder hier, erfrischt und wach.

26. Elan vital

Dies ist eine sehr schöne, kompakte Imagination, die unseren Geist und unsere Gefühle in großen Zügen neu ordnet und auf das Leben fokussiert. Wir brauchen dafür nur ein paar Minuten Zeit.

Anleitung

Mach es dir auf deinem Platz bequem und schließ die Augen. Atme dreimal aus und vertraue darauf, dass dein Körper weiß, wie es weitergeht.

Wende dich dem Leben zu und konzentriere dich auf den natürlichen Zusammenhang von Leben und Tod. Der Tod schafft Platz für das Leben und für immer neue Spielarten... Überlass es der Weisheit deines unbewussten Geistes, dein Verständnis von Leben und Tod zu vertiefen. Das gestattet dir auch, Ärger und Schuldgefühle, Angst und Gier und die Gedanken an Krankheit und Alter aus deinem Bewusstsein auszuschließen. Da du jetzt lebst, darfst du dies alles symbolisch verbrennen, und du darfst sogar die Asche verbrennen. Bemerke, was du fühlst und denkst, wenn du das Feuer in deinem Inneren anzündest. Lass es ein Freudenfeuer sein, das dir die Zuversicht gibt, alles tun zu können. Hebe deine Hände empor und spüre in ihnen Himmel und Erde. Mit diesen Händen hast du die Möglichkeit, dein eigenes Leben zu gestalten. Du bist in der Lage, den Webstuhl deines Lebens zu bedienen und Farben und Formen zu weben, die du selbst auswählst. Betrachte das Muster und das Bild des Lebens, das dir vorschwebt... (2 Minuten)

Atme einmal aus und dann öffne die Augen, angeregt und wach.

27. Das verletzte Kind

Wenn wir zu sehr an alten Verletzungen festhalten, dann erschweren wir unsere emotionale und physische Heilung. Oft halten wir an solchen Verletzungen fest, weil unsere Kultur die Opferrolle belohnt.

Anleitung

Mach es dir auf deinem Platz bequem und schließ die Augen. Gestatte dir einen tiefen Seufzer. Gib damit deinem Körper das Signal, dass du im Augenblick ganz sicher bist und dich vollständig entspannen kannst. Gib deiner Seele gleichzeitig die Botschaft, dass du dir deiner Verletzungen bewusst bist und dich bereit machst, dich von ihnen zu verabschieden...

Wer immer eine vollständige Heilung für sich wünscht, der muss bereit sein, vollständig zu vergeben. Wunden heilen, wenn auf allen Ebenen Heilung stattfinden kann...

Wie viele Menschen haben das Glück, dass sie so gründlich wie du nachdenken können über die Auswirkungen ihrer unbewussten Bedürfnisse, Reaktionen und Verhaltensmuster...? Und alle Menschen, die dir Unrecht getan haben, wurden ebenfalls von solchen unbewussten Impulsen angetrieben...

Es ist nicht notwendig, so ein schädliches Verhalten zu entschuldigen, aber mit deinem neuen Wissen kannst du leichter vergeben. Kannst du vergeben und vergessen, um dein Leben besser lieben zu können, um alle Lasten von deinen Schultern abzuwerfen, um die Vergangenheit loszulassen und um diesen Augenblick zu ergreifen? Entschließe dich, diesen Menschen Absolution zu erteilen. Sprich zu ihnen, sage ihnen: «Ich vergebe dir... ich möchte frei sein und du kannst jetzt auch frei sein von mir...»

Und vielleicht gibt es noch etwas anderes, was du diesen Menschen sagen möchtest... (30 Sekunden)

Wenn du willst, kannst du jetzt hören, was sie dir zu sagen haben. Was haben sie dir zu sagen?... Auf diese Weise kannst du Wunden schließen und eine Quelle großer Stärke in dir entdecken... Du darfst das akzeptieren... (30 Sekunden)

Atme einmal tief aus, und dann komm mit deiner Aufmerksamkeit hierher zurück, dankbar. Öffne in deinem Rhythmus die Augen und sei wieder hier, erfrischt und wach.

28. Die Vergangenheit begraben

Das Gefühl, unglücklich zu sein, wird früh gelernt. Wenn wir unglücklich sind, bekommen wir vielleicht mehr Zuwendung und sind vor neidischen Reaktionen geschützt. Vielleicht halten wir deshalb die Erinnerungen wach an Verletzungen, an eigene Fehler und Versäumnisse, an die Grausamkeiten des Schicksals. Wenn wir lernen können, die Vergangenheit ruhen zu lassen, dann haben wir einen großen Erfolg errungen. Unser Körper versteht die Vergangenheit nicht. Er lebt in der Gegenwart, aber er interpretiert alte Ängste und Schmerzen als aktuelle Bedrohung und ist alarmiert. Darum erweisen wir nicht nur unserem Gefühl einen Dienst, wenn wir die Vergangenheit begraben, sondern wir schaffen eine wichtige Voraussetzung für Heilung und Wohlergehen unseres Körpers.

Die folgende Meditation erfordert nur fünf Minuten Aufmerksamkeit. Damit sie wirken kann, sollte man sie drei Wochen lang täglich praktizieren.

Anleitung

Mach es dir bitte auf deinem Platz bequem und schließ die Augen. Atme dreimal aus. Stell dir dann vor, dass du einen Feldweg entlanggehst, auf dem überall kleine und große Steine verstreut liegen. Räum diese Steine zur Seite, damit du und andere Spaziergänger ihren Fuß nicht daran stoßen... (1 Minute)

Am Ende des Weges findest du einen Baum und setzt dich darunter. Wenn du willst, lehne deinen Rücken an den Baum. Spüre seine Festigkeit. Nimm ein Blatt vom Boden auf und schreibe mit unsichtbarer Schrift alles darauf, was dich in der Vergangenheit beschwert hat: Verletzungen, Pech, Hindernisse, Versäumnisse, mit anderen Worten, alles, was dir wie ein Klotz am Bein hängt... Benutze, wenn du willst, den Saft des Baumes als Geheimtinte... (2 Minuten)

Nun mach ein Loch in die Erde, weil du entschlossen bist, das Blatt und mit ihm die Lasten der Vergangenheit zu begraben, damit sie sich in der fruchtbaren Erde mehr und mehr auflösen können... Begrabe das Blatt und deck es sorgsam mit Erde zu...

Dann steh auf und geh mit energischen Schritten den Weg zurück. Prüfe, ob du jetzt irgendetwas entdeckst, was anders ist...

Atme nun einmal tief aus und öffne die Augen, erfrischt und wach.

29. Hyperaktivität

Manche Menschen tendieren zu Übererregbarkeit. Sie erzeugen in ihrem Körper zu viel Energie, und das kann sich dann in verschiedenen Symptomen ausdrücken: in hohem Blutdruck, chronischen Entzündungen, in Arthritis, Allergien oder in Herzbeschwerden. In diesem Fall können Meditationen helfen, die unsere Energien in das Spektrum der langsamen blauvioletten Schwingungen bringen. Die folgende Meditation können wir immer dann anwenden, wenn wir den Wunsch haben, unser Tempo zu drosseln.

Anleitung

Mach es dir auf deinem Platz bequem und schließ die Augen. Atme einmal tief aus und mach Platz für ein paar Minuten beruhigender Farbatmung. Stell dir vor, dass du das hellblaue Licht eines friedlichen Sommertages einatmest. Ab und zu kannst du diesem Licht auch violette oder altrosa Töne hinzumischen. Stell dir vor, dass du dieses Licht überall in deinem Körper verteilst. Lass es auch an die Stellen fließen, wo du Erschöpfung fühlst, Anspannung oder Schmerz... (2 Minuten)

Nun stell dir vor, dass du ein Bach bist, der oben in den Bergen entspringt und der nach einer stürmischen Reise endlich in der Ebene angekommen ist und nun sanft durch ein bequemes Bett strömt. Übernimm dieses sanfte Strömen auch in deinem eigenen Körper. Spüre, wie deine Blutgefäße weiter und weicher werden und wie dein Herzschlag langsam und stetig wird. Spüre, wie dein Körper dieses ruhige Tempo genießen kann. Spüre, dass in diesen Minuten dein Körper Glück empfindet. Bleib noch eine Weile in dieser gelösten Stimmung... (2 Minuten)

Nun atme einmal tief aus und komm mit deiner Aufmerksamkeit hierher zurück. Bring das Gefühl von Ruhe und Weite mit und öffne in deinem eigenen Rhythmus die Augen. Sei wieder hier, erfrischt und wach.

30. Erschöpfung

Viele Menschen leiden an Erschöpfung. Dann ist eine medizinische Untersuchung mit allen Laborwerten angezeigt. Oft liegt es nahe, auch Umstellungen im Lebensstil vorzunehmen. Zusätzlich kann die folgende Meditation die Energiebilanz verbessern. Auch nach schweren Krankheiten oder am Ende intensiver Arbeitsperioden trägt die Meditation zur Erholung bei. Sie aktiviert unser regeneratives Potenzial.

Anleitung

Mach es dir auf deinem Platz bequem und schließ die Augen. Halte deinen Rücken gerade und achte darauf, dass Kopf, Wirbelsäule und Becken eine Linie bilden. Gestatte dir, einmal tief zu seufzen, und drücke damit aus, dass du dich angestrengt hast und jetzt Erholung verdienst...

Stell dir nun schräg über dir ein weißes Licht vor und lass dieses Licht näher herankommen. Sieh, wie ein Netz aus weißen Lichtstrahlen um dich herumgewebt wird, ein Zelt aus Licht, das dich schützen kann, das dich auf allen Seiten umgibt, hell und weiß leuchtend. Lass diese Helligkeit sanft pulsieren und alles in neuem Licht und in neuer Schönheit zeigen...

Spüre, wie die Luft um dich herum vibriert, ein Feld von Energie, in dem unendlich viele Lichtteilchen herumtanzen und deinen Körper wärmen und anregen. Gestatte dir, dass du dieses weiße Licht in dich aufnimmst, dass es in dich eindringt, in deine Brust und in dein Herz, dass es dich sanft massiert und dir frische Kraft gibt...

Und lass das Licht auch in deine Wirbelsäule hineinströmen, in deinen Rücken und in deinen Bauch... Lass es tiefer und tiefer eindringen... in deine Muskeln und Knochen, in kleine und große Organe, bis in die winzigsten Nerven und Zellen... Lass es überall Anregung und Frische senden. Lass dieses warme, helle, weiße Licht auch in deinen Bauch strömen, dass deine Muskeln weich werden und sich öffnen für tiefe Atemzüge. Lass das Licht auch an all den Stellen deines Körpers wirken, die vielleicht müde sind oder angespannt, auch in deinen Beinen, Füßen und Zehen, sodass überall in deinem ganzen Körper, wo du dich erschöpft fühlst, neue Kraft entstehen kann, Weite und Wärme... Lass die Weisheit dieses Lichts auch in deine inneren Organe und Drüsen strömen, in deine Nieren, in deine Leber, in deine Bauchspeicheldrüse, in deine Hypophyse, in deine Schilddrüse, in deine Nebennieren, in deine Milz und in alle Organe deiner Verdauung, die so unendlich wichtig für dich ist... damit du neue Kraft bekommst und neue Lust am Leben... Alle deine inneren Organe können von dem Licht verjüngt werden... sodass es zu deinem Besten gereicht. Empfinde diese Wunder und sei dankbar für die geheimnisvolle Intelligenz deines Körpers, der dir immer wieder neue Kraft schenkt, der unermüdlich für dich arbeitet, im Wachen und im Schlafen, der dir gestattet, das zu tun, was du gern tust, der es dir möglich macht, dass du spielst und arbeitest und dass du dein Leben genießen kannst.

Vielleicht empfindest du auch eine neue Wertschätzung für deinen Körper, der so sehr auf deine Wünsche eingeht, und der dafür sorgt, dass du dahin gehen kannst, wohin du willst, und dass du die Menschen lieben kannst, die du lieben möchtest...

Dein Körper ist dein ältester Freund, dein treuester Gefährte und du freust dich, wenn dein Körper wieder stärker wird, wenn die Muskeln fester werden, wenn dein Rückgrat gerade wird und wenn du überflüssiges Fett verbrennen kannst. Du genießt die Energie, die dein Körper dir Tag für Tag zur Verfügung stellt, sodass du immer neu Ja zu dir selbst sagen kannst... Diese Lebenskraft bewirkt, dass du Selbstachtung und Selbstliebe empfinden, harte Urteile über dich aufgeben und Scham und Schuld ablegen kannst... genauso wie unmögliche Erwartungen und irrige Ziele, die andere für dich aufgestellt haben. Du gibst dir selbst die Genehmigung, der zu werden, der du von Natur aus bist... Du bist einzigartig und von Anfang bis Ende ein Unikat, mit der Bestimmung, auf dieser Erde glücklich zu sein und zum Glück anderer beizutragen. Und dieses Bewusstsein kann dich zufrieden und glücklich machen. Du behältst alles im Gedächtnis, wenn das Licht sich jetzt zurückzieht, dorthin, wo es zu Hause ist... aber bereit zurückzukehren, wenn du es wieder brauchst. Du weißt, dass du viel für dich getan hast und dass du nun in deinem Leben weitergehen kannst. Das Beste im Leben sind die kleinen Dinge, die selbstverständlichen Dinge, die natürlichen Dinge.

Komm nun mit deiner Aufmerksamkeit hierher zurück. Bring Respekt für das Leben mit. Atme einmal tief aus und öffne in deinem Rhythmus die Augen und sei wieder hier, erfrischt und wach.

31. Dem Körper danken

Der Körper ist ein Wunder. Wir wissen heute nur einen Bruchteil darüber, wie die verschiedenen Teile des Körpers zusammenwirken, wie sie sich steuern und wie sie es schaffen, so lange unter so schwierigen Bedingungen zu funktionieren. Selbst wenn wir uns gar nicht darum kümmern, vergisst unser Körper nicht zu atmen, Blut zu verteilen, Nahrung zu verdauen und alte Zellen zu erneuern. Von Zeit zu Zeit sollten wir unsere Dankbarkeit ausdrücken und auf diese Weise für eine größere Harmonie zwischen Geist, Gefühl und Körper sorgen. Der Körper versteht unsere Dankbarkeit und interpretiert sie in der richtigen Weise: Ich darf mich entspannen; ich bin in Sicherheit.

Anleitung

Mach es dir bequem und schließ die Augen. Mach deinen Rücken ganz gerade und atme einmal tief aus. Vielleicht möchtest du zur Feier des Tages auch eine Minute Farbatmung praktizieren. Dann stell dir einfach vor, dass du hübsches, farbiges Licht einatmest, Orangerot oder Blauviolett, Gold oder Silber. Vielleicht möchtest du auch für einen kurzen Augenblick in der Phantasie an einen anderen Ort gehen, in ein Filmtheater mit bequemen Sesseln, wo gerade ein Film über dein Leben gezeigt wird, oder du ziehst es vor, auf einen Berg zu gehen und von oben herabzuschauen, um zu sehen, dass deine Freunde anderen Menschen etwas Gutes tun...

Aber der Hauptzweck dieser Meditation ist es, dass du mit deinem Körper sprichst. Benutze diesen Augenblick für ein Selbstgespräch und sage drei kurze Sätze. Sage sie laut und deutlich:

«Lieber Körper, vielen Dank, dass du Jahr für Jahr für mich treu arbeitest. Es tut mir leid, dass ich so selten an dich gedacht habe. Lass es mich wissen, wenn ich irgendetwas für dich tun kann, ich bin jetzt ganz offen für dich...»

Wiederhole bitte diese kurzen Sätze und konzentriere dich dabei auf den Teil deines Körpers, wo du Anspannung oder irgendein Symptom von Stress spürst. Wende dich an diese Stelle und sprich diese drei Sätze... Bravo, das machst du gut... Das kannst du immer wieder tun, so oft du willst...

Atme nun einmal kurz aus und öffne in deinem eigenen Rhythmus die Augen und sei wieder hier, erfrischt und wach.

Literatur

Achterberg, Jeanne: Rituale der Heilung. Die Kraft von Phantasiebildern im Gesundungsprozess, München 1996

Battino, Rubin: Guided Imagery and Other Approaches to Healing, Camarthen 2000

Bauer, Joachim: Das Gedächtnis des Körpers. Wie Beziehungen und Lebensstile unsere Gene steuern, München 1994

Bauer, Joachim: Warum ich fühle, was du fühlst. Intuitive Kommunikation und das Geheimnis der Spiegelneuronen, Hamburg 2005

Bencsik, Attila: ... die Landschaft ändert sich mit jedem Schritt. Phantasiereisen zu neuen Lebensperspektiven, Zürich und Düsseldorf 1999

Dahlke, Rüdiger/ Dethlefsen, Thorwald: Krankheit als Weg. Deutung und Bedeutung der Krankheitsbilder, München 1983

Eccles, John C.: Wie das Selbst sein Gehirn steuert, Berlin und Heidelberg 2000

Faulstich, Joachim: Das heilende Bewusstsein. Wunder und Hoffnung an den Grenzen der Medizin, München 2006

Grof, Stanislav/Bennett, Hal Zina: Die Welt der Psyche, München 1993

Grof, Stanislav u. a.: Wir wissen mehr als unser Gehirn. Die Grenzen des Bewusstseins überschreiten, Freiburg/Basel/Wien 2003

Hüther, Gerald: Die Macht der inneren Bilder. Wie Visionen das Gehirn, den Menschen und die Welt verändern, Göttingen 2006

Kabat-Zinn, Jon: Full Catastrophe Living. Using the Wisdom of Your Body and Mind to Face Stress, Pain, and Illness, Surrey 1990

Miller, Dusty/Guidry, Laurie: Addictions and Trauma Recovery: Healing the Body, Mind, and Spirit, New York 2001

Müller, Klaus E.: Schamanismus. Heiler, Geister, Rituale, München 1997

Paturi, Felix R.: Heilbuch der Schamanen, München 1999

Revenstorf, Dirk/Peter, Burkhard: Hypnose in Psychotherapie, Psychosomatik und Medizin, Berlin/Heidelberg/New York 2000

Rothschild, Babette: The Body Remembers, New York 2000

Scotton, Bruce W./Chinen, Allan B./Battista, John R.: Textbook of Transpersonal Psychiatry and Psychology, New York 1996

Servan-Schreiber, David: Die neue Medizin der Emotionen. Stress, Angst, Depression: Gesund werden ohne Medikamente, München 2006

Siegel, Bernie: Prognose Hoffnung. Liebe, Medizin und Wunder, Berlin 2003

Weil, Andrew: Spontaneous Healing. How to Discover and Enhance Your Body's Natural Ability to Maintain and Heal Itself, New York 1995

Phantasiereisen und Meditationen

iskopress

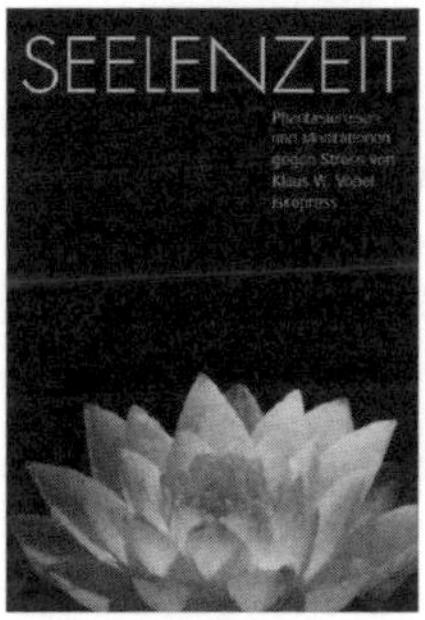

Klaus W. Vopel
Seelenzeit
Phantasiereisen und Meditationen
266 Seiten, Paperback
ISBN 978-3-89403-339-2

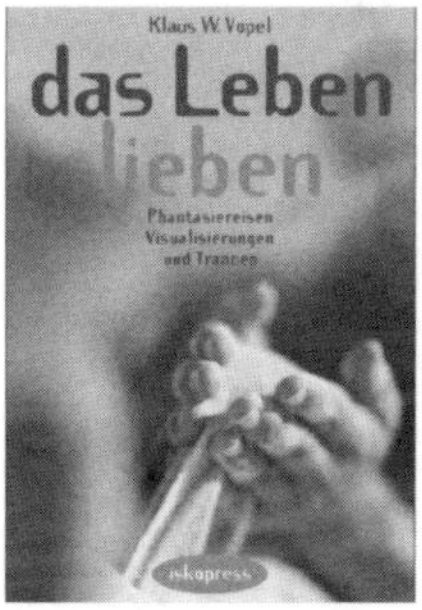

Klaus W. Vopel
Das Leben lieben
Phantasiereisen, Visualisierungen und Trancen
157 Seiten, Paperback
ISBN 978-3-89403-074-2

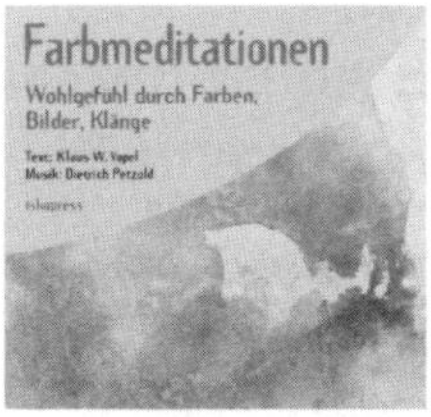

Klaus W. Vopel
Farbmeditationen (CD)
Wohlgefühl durch Farben, Bilder, Klänge
Spielzeit: 75 Minuten
ISBN 978-3-89403-023-0

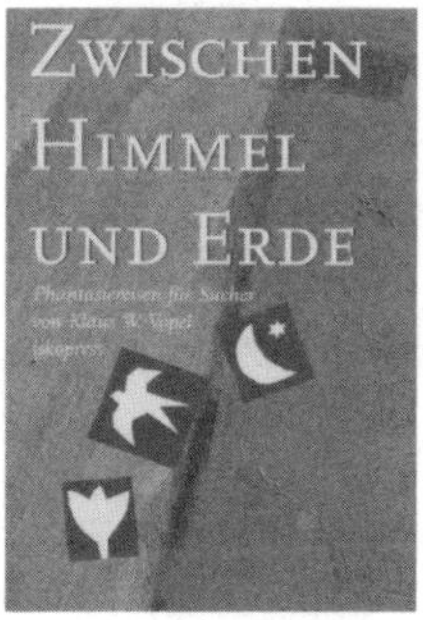

Klaus W. Vopel
Zwischen Himmel und Erde
Phantasiereisen für Sucher
213 Seiten, Hard Cover
ISBN 978-3-89403-076-6